オールカラー

アセスメント・ケアにつながる

検査
ポイントブック

Handbook of Diagnostic Tests for Pratical Nursing

監修　窓岩清治

執筆　東京都済生会中央病院看護部 副主任会

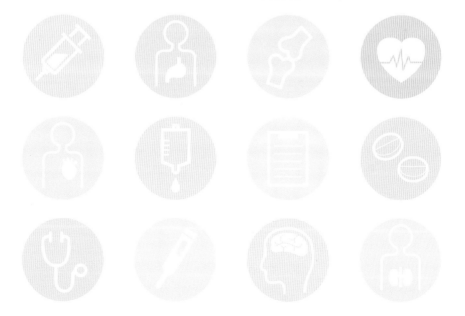

照林社

【監修】

窓岩清治　　東京都済生会中央病院臨床検査医学科 部長

【執筆】

東京都済生会中央病院看護部 副主任会

〈メンバー（五十音順）〉

石川琴果	實藤純子	藤本由紀子
岩本弓子	高橋明子	宮崎隆次
椛島久仁子	高梨未央	本村優枝
川崎麻美	田尻尚子	安江　希
後藤寛子	中島嘉南子	渡邊文子
笹森徳子	友寄真央	
定金亜由子	林　千尋	

【執筆協力】(五十音順)

飯島文洋　　東京都済生会中央病院放射線技術科 主任

石田雄二　　東京都済生会中央病院放射線技術科 係長

井上麻美　　東京都済生会中央病院放射線技術科 主任

江田哲男　　東京都済生会中央病院放射線技術科 技師長

金田　智　　東京都済生会中央病院放射線科 顧問

鴨下　衛　　東京都済生会中央病院眼科 副医長

神野雅史　　東京都済生会中央病院臨床検査科 技師長代理

小水流広子　東京都済生会中央病院臨床検査科 技師長代理

近藤裕子　　東京都済生会中央病院臨床検査科 技師長代理

笹田真滋　　東京都済生会中央病院呼吸器内科 医長

塩見英佑　　東京都済生会中央病院放射線科 医長

髙橋寿由樹　東京都済生会中央病院循環器内科 部長

田鹿義治　　東京都済生会中央病院放射線技術科 係長

武田裕子　　東京都済生会中央病院臨床検査科 技師長

中澤　敦　　東京都済生会中央病院消化器内科 部長

廣瀬茂道　　東京都済生会中央病院病理診断科 部長

福島辰也　　東京都済生会中央病院放射線技術科 係長

本書の特徴と活用法

- 本書は、院内（病棟、外来など）で行われる検査のうち、ナースがよく出合う検査について先輩ナースが「ここだけは、おさえておきたい」と考える知識だけをまとめたハンドブックです。

アイコンの見かた

Part 1 血液検査の章では…

- 基準値やパニック値、あわせてチェックしたいこと、観察のポイントを端的にまとめました。
- 検査項目は「使用するスピッツ別」に分類されています。

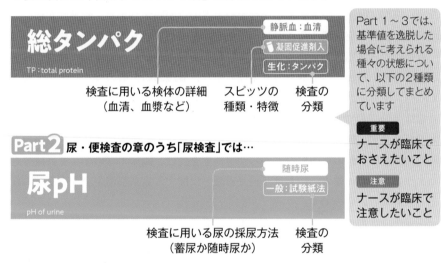

総タンパク
TP：total protein

- 静脈血：血清
- 凝固促進剤入
- 生化：タンパク

検査に用いる検体の詳細（血清、血漿など）　スピッツの種類・特徴　検査の分類

Part 1～3では、基準値を逸脱した場合に考えられる種々の状態について、以下の2種類に分類してまとめています

重要 ナースが臨床でおさえたいこと

注意 ナースが臨床で注意したいこと

Part 2 尿・便検査の章のうち「尿検査」では…

尿pH
pH of urine

- 随時尿
- 一般：試験紙法

検査に用いる尿の採尿方法（蓄尿か随時尿か）　検査の分類

Part 4 以降の画像検査、生理機能検査などの章では…

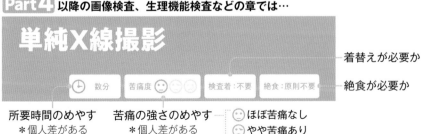

単純X線撮影

- 数分
- 苦痛度 ☺ ☺ ☺
- 検査着：不要
- 絶食：原則不要

着替えが必要か

絶食が必要か

所要時間のめやす　苦痛の強さのめやす　☺ ほぼ苦痛なし
*個人差がある　　*個人差がある　　☺ やや苦痛あり
　　　　　　　　　　　　　　　　　　☺ 苦痛あり（侵襲的）

監修のことば

　検査は、医療の根幹を担うものです。日々の臨床では、検査を通して得られる客観的な情報に基づいて、適切な診断と治療が行われます。信頼性の高い医療を実現するためには、患者さんを中心に据えて、すべての医療従事者がデータを共有して連携し、診療に臨むことが大切です。

　医療現場で数多くの業務を担う看護師にとって、検査は身近であると同時に最も苦手なものであるといえます。若手のみならず中堅看護師からも、検査について患者さんからの質問にどのように答えればよいのか、検査に際してどのような準備をすればよいのか、検査中や検査後にはどのようなことに注意すればよいかなど、検査に関連するさまざまな疑問や不安の声が聞かれます。看護師が検査を理解し看護ケアを実践することは、医療安全上においても重要なテーマです。

　本書は、日常臨床で接することの多い検査項目を網羅し、看護師の視点から上述した課題を解決すべく取り組み完成させた、看護師のための検査に関する初めてのハンドブックです。執筆は、東京都済生会中央病院でリーダーとして看護業務を最前線で実践しながら、新人教育を担う卒後7～10年目の看護師チームによるものです。検査を専門としない職種集団に対して、臨床検査技師や診療放射線技師、診療各科の専門医などからサポートを受け、臨床の"いま"を反映できるように努めています。いわば「検査看護」に関する東京都済生会中央病院の総合力を結集したものです。

　本書が、新人や若手のみならず臨床の現場で活躍するすべての看護師の一助になれば幸甚です。

2021 年 1 月

窓岩清治

はじめに

　私が新人看護師だったころ、初めて出会う「検査」や「検査値」がわからず、毎日頭を悩ませていたことを、よく覚えています。検査について、アセスメントやケアに必要なことを理解できないまま患者さんのもとへ行くのは、とても不安でした。

　臨床の場で、看護師は、患者さんから「どのような検査なのか？」「食事はいつ食べられるのか？」「痛みを伴う検査なのか？」「検査結果はどうなのか？」など、たくさんの質問を受けます。侵襲を伴う検査や、検査前後で食事や活動に制限がある検査など、ひとことで「検査」といっても、さまざまです。検査を安全にスムーズに進めるためには、患者さんの協力も不可欠です。

　患者さんに安心して検査を受けていただくためにも、正常値だけでなく、どのような検査なのか、どんな目的で行うのかなど、概要を知っておく必要があります。

　本書『アセスメント・ケアにつながる検査ポイントブック』は、先輩看護師となった私たちが、臨床で看護を行ううえで「検査について、ここだけは知っておきたい」と考えていることをまとめた1冊です。新人看護師が、臨床の場で出会う検査・検査値を、その場で調べ、すぐにアセスメントやケアへ活かすことができるようにまとめました。

　看護師が、検査の目的や概要を理解していれば、患者さんの立場になって、患者さんに寄り添ったわかりやすい言葉で説明できるようになります。ぜひ臨床の場で持ち歩いていただけると幸いです。

2021年1月

執筆者を代表して

田尻尚子

目次

Part 5　生理機能検査

●本書で紹介している検査に関する内容や方法、観察・ケアのポイントなどは、各執筆者が臨床例をもとに展開しています。実践により得られた方法を普遍化すべく努力しておりますが、万一、本書の記載内容によって不測の事故等が起こった場合、監修者、執筆者、出版社はその責を負いかねますことをご了承ください。

●本書で紹介している基準値・パニック値などは、東京都済生会中央病院の院内基準に基づいてまとめています。アセスメント・ケア実践にあたっては、自施設の基準を必ずご確認ください。

●本書に掲載している症例写真は、東京都済生会中央病院臨床研究倫理審査委員会指針に準拠するとともに個人情報保護に配慮したうえで掲載しています。また、スピッツ（採血管）の写真は、2020年12月時点で、東京都済生会中央病院で使用されているものを一例として掲載しています。

●本書に記載している治療や薬剤・機器等の選択・使用法などは、2020年12月時点のものであり、あくまで一例です。薬剤や機器等の使用にあたっては、個々の添付文書や取扱説明書を参照し、適応や使用法等については常にご留意ください。

カバー・本文デザイン：森田千秋（Q.design）　本文イラスト：エダりつこ　本文DTP：鈴木洋史

「検査」に関する基礎知識

● 日常臨床で行われる検査は、「臨床検査」と「画像検査」に分けられる。

① 臨床検査

● 臨床検査のうち「検体検査」は、血液や尿、便、喀痰、穿刺や生検などにより得られた患者検体を、目的に応じた検査手法を用いて解析するものである。
● 「生理機能検査」は、心電図や脳波などのように測定機器を用いて患者の生体情報を波形として記録し解析するものや、超音波検査のように照射した超音波の反射により得られる間接的な情報を解析するものがある。
● いずれの臨床検査も、臨床検査技師や臨床検査専門医により、検査精度を管理しながら実施される。

② 画像検査

● 「画像検査」には、患者に放射線を照射することにより画像を得る X 線検査や CT 検査、磁場と電波により得られた生体情報を画像化する MRI 検査、体内に内視鏡を挿入して画像情報や組織検体を得る内視鏡検査などがある。
● 画像検査は、診療放射線技師や放射線科専門医、内視鏡専門医により実施される。
● 生検組織は、病理専門医により診断される。

■検査の分類

臨床検査	検体検査	一般的臨床検査	尿・便などの成分を調べて腎臓や肝臓、消化管の異常などをみつける
		血液学的検査	赤血球や血色素から貧血の程度、白血球の数から炎症の程度、血小板の数から出血傾向などを把握する
		生化学検査	血液中の糖・脂質・酵素・タンパク質・ビタミン・ホルモンなどを調べ臓器の異常を把握する
		免疫学的検査	免疫状態を調べることで、細菌やウイルスに対する体の反応を測定する
		微生物学検査	採取した検体から、病気を引き起こす細菌などの微生物を検出する
		輸血・移植関連検査	輸血のための血液型検査や交差適合試験、移植のための適合試験などがある
		遺伝子関連検査	遺伝病やがん細胞、感染症などの遺伝情報を明らかにする
		病理検査	臓器や組織、あるいは細胞を顕微鏡で観察し、がんなどをみつける
	生体機能検査	心機能検査	心電図、心音図、脈波などを調べ、心臓や血管の異常を調べる
		脳波	頭皮に電極を装着し、電気的信号を脳波計で記録し、脳の活動状態などを調べる
		眼底検査	眼底カメラで網膜を撮影し、動脈硬化や糖尿病などで血管系に起こる変化を調べる
		呼吸機能検査	肺活量など呼吸器系の機能を測定し、肺や気管・気管支の状態を調べる
		超音波検査	超音波を用いて臓器や血流の状態を調べる
		熱画像検査（サーモグラフィ）	皮膚の表面温度を測定する検査で、体表面の温度差を色の違いで表示し、患部の温度異常を把握する
画像検査	放射線関連検査		X線を使った画像検査（X線、CTなど）、放射線同位元素（アイソトープ）を用いたRI検査などがある
	MRI（磁気共鳴画像）検査		強い磁石と電波を使って体内の断層像を撮影する。検者の目的によっては、造影剤を使用することもある
	内視鏡検査		消化管、呼吸器、関節など、体内にビデオカメラのついたファイバーを挿入して観察する検査。ファイバーの先端に挿入した鉗子から、組織を採取することもある

（窓岩清治）

看護師もおさえておきたい「パニック値」の知識

1 パニック値とは

● 即刻、適切な処置をとらないと生命に危機が及ぶと考えられる異常検査値のことをパニック値という。パニック値が検出された場合、ただちに検査室から担当医に測定結果が報告される。

■ パニック値（東京都済生会中央病院での例）

項目		パニック値		単位
		下限	上限	
pH	—	≦7.2	≧7.6	
PO₂	酸素分圧	≦40		Torr
PCO₂	二酸化炭素分圧	≦20	≧70	Torr
Na	ナトリウム	≦110	≧160	mmol/L
K	カリウム	≦2.4	≧6.0	mmol/L
Cl	クロール	≦70	≧130	mmol/L
Ca	カルシウム	≦6.0	≧13.0	mg/dL
FPG	血糖	≦50	≧500	mg/dL
Alb	アルブミン	≦2.1		g/dL
T-bil	総ビリルビン	—	≧20	mg/dL
Cre	クレアチニン	—	≧10	mg/dL
Amy	アミラーゼ	—	≧900	U/L
AST	アスパラギン酸アミノトランスフェラーゼ	—	≧500	U/L
ALT	アラニンアミノトランスフェラーゼ	—	≧500	U/L
LDH	乳酸脱水素酵素	—	≧1,000（JSCC標準化対応法）	U/L
CRP	C反応性タンパク		≧20（小児科≧10）	mg/dL
WBC	白血球数	≦1.5	≧100	$10^3/\mu L$
Hb	ヘモグロビン量	≦6	—	g/dL
Plt	血小板数	≦5		$10^4/\mu L$
尿ケトン体		—	≧4＋	
細菌検査		①血液培養検体から菌が発育したとき②グラム染色で髄液から菌が観察されたとき		

● 東京都済生会中央病院では「パニック値に準じる異常な検査値」を要報告値と呼び、担当医にすみやかに報告されるようにしている。

▌要報告値：初回値の場合（東京都済生会中央病院での例） ＊＝腎臓内科を除く

項目		要報告値				単位
		病棟		外来		
		下限	上限	下限	上限	
TP	総タンパク	≦3.5	≧15	≦4.0	≧15	g/dL
UN＊	尿素窒素	—	≧100		≧50	mg/dL
CRE＊	クレアチニン	—	≧10	—	≧3	mg/dL
AST	アスパラギン酸アミノトランスフェラーゼ	—	—		≧300	U/L
ALT	アラニンアミノトランスフェラーゼ	—	—		≧300	U/L
LDH	乳酸脱水素酵素	—	—	—	≧500（JSCC標準化対応法）	U/L
γ-GT	γ-グルタミルトランスペプチダーゼ	—	≧500		≧500	U/L
CK	クレアチンキナーゼ	—	≧500		≧500	U/L
TG	中性脂肪	—	≧1,000		≧1,000	mg/dL
BS	血糖				≧300	mg/dL
HIV	ヒト免疫不全ウイルス	1/2（抗体）陽性				
HBV	B型肝炎ウイルス	（HBs抗原）陽性かつALT≧300 IU/L				
HCV	C型肝炎ウイルス	（抗体）陽性かつALT≧300 IU/L				
SARS-CoV-2	新型コロナウイルス	RT-PCR陽性　抗原陽性				
梅毒		強陽性STS≧16倍				
赤痢アメーバ		陽性				
細菌検査		①感染症法における「ただちに届け出の必要な菌」が分離された場合				
	注）結核菌DNA検査陽性で、提出材料が喀痰・胃液の場合には、併せて接触者調査を実施する	②抗酸菌検査で蛍光染色陽性の場合 ③結核菌DNA検査が陽性と判明したとき ④CDトキシン検査で陽性を認めたとき ⑤多剤耐性菌（MDRP、VREなど）が疑われる場合 ⑥多剤耐性菌、E.coliやKlebsiella属のAmpC βラクタマーゼが確定したとき				

② 生理機能検査にも「パニック値」「要報告値」がある

- 心電図や超音波検査などの生理機能検査でも、すぐに担当医に報告すべき危険な状況がある。
- 各施設における報告・連絡体制を把握しておくことが重要となる。

■生理機能検査におけるパニック値・要報告値（東京都済生会中央病院の例）

項目		「要報告値」に該当する状況
超音波検査	腹部	●急性胆嚢炎 ●急性膵炎 ●尿路結石嵌頓 ●急性虫垂炎 ●イレウス ●腸重積 ●多量の体腔液貯留 ●尿閉 ●本人の認識していない妊娠 など
	心臓	●重症弁膜症 ●急性心不全 ●心タンポナーデ ●急性大動脈解離または5cm以上の腹部大動脈瘤 ●心腔内異常構造物（血栓・疣贅など）
	血管	●新鮮な血栓・塞栓 ●初回の大動脈解離 ●5cm以上の腹部大動脈瘤
心電図検査		●初回の心房細動 ●発作性上室性頻拍 ●2:1心房粗動 ●WPW症候群の発作性心房細動 ●心拍数40bpm以下の徐脈 ●完全房室ブロック ●高度房室ブロック ●2:1房室ブロック ●2度房室ブロック（Morbitz型） ●ペーシング・センシング不全 ●新規の異常Q波・虚血性ST変化（ST上昇、ST低下、T波陰転化） ●運動負荷後のST上昇 ●運動負荷後2mm以上のST低下 ●運動負荷後5分以上遷延するST低下 ●QT延長
		●R on T型心室性期外収縮 ●心室性頻拍（VT） ●心室細動（VF） ●洞停止 ●急性心筋梗塞
ホルター心電図		●3sec以上の心静止 ●心室頻拍の持続 ●R on T型心室性期外収縮 ●初回の心房細動 ●虚血を疑うST低下・ST上昇 ●ペーシング・センシング不全
呼吸機能検査		●喘息発作 ●酸素中毒 ●持続する胸痛
脳波検査		●てんかん大発作
誘発筋電図		●刺激終了後も持続するがまんできない痛み

（武田裕子）

Part 1

血液検査

血液検査の基礎知識

⬛1 血液検査の種類

● 血液検査にはさまざまな検査がある。
● 検査の内容によって必要な検体が違うため、正しいスピッツに、正しい方法で、正しい量の採血をしなければならない。

■検体として用いるのは3種類
● 採血で用いるスピッツは、採取した血液のうち「どれを調べるか／何を調べるか」によって異なる。検体として用いるのは、以下の3種類である。

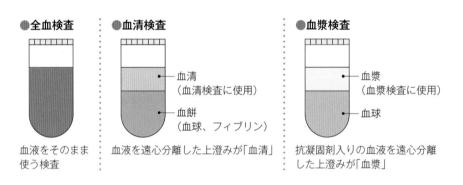

● 全血検査

血液をそのまま使う検査

● 血清検査
 — 血清（血清検査に使用）
 — 血餅（血球、フィブリン）

血液を遠心分離した上澄みが「血清」

● 血漿検査
 — 血漿（血漿検査に使用）
 — 血球

抗凝固剤入りの血液を遠心分離した上澄みが「血漿」

■スピッツ内に含まれる主な薬剤は主に4種類
● 検査の目的に合わせて確実に検査するため、薬剤が入っているスピッツがある。
　①血清分離剤：血清が必要なスピッツに入っている。血液を早く血餅と血清に分離するための薬剤（ポリエステルゲル）
　②抗凝固剤：血漿や全血が必要な場合、凝固しないようにする薬剤（クエン酸ナトリウム、EDTA、ヘパリンなど）
　③凝固促進剤：血液凝固を促進し、血清をより早く採取するために使われる薬剤（トロンビン、シリカ微粒子）
　④解糖阻止剤：グルコースを測定するため、赤血球による糖の分解を抑える薬剤（フッ化Na）

② 採血「手技」の注意点（静脈血採血の場合）

■駆血帯をしたままグーパーしない
- 採血時に「血管が出にくいから」といって、グーパーを繰り返すこと（クレンチング）は避ける。筋収縮によって筋細胞からカリウムが流出し、カリウムの測定値が上昇してしまう可能性があるためである。

■シリンジ採血：分注は「凝固用スピッツ」から
- シリンジ採血の場合、分注（採取した血液をスピッツに分ける）が必要となる。
- 血液は、採取したそばから凝固が進んでいくため、分注は「凝固・血沈→血算→血糖→生化学」の順に行う。
  - →分注前のスピッツの添加物が、後に分注するスピッツに混入することによる検査値への影響を防ぐためでもある。

■真空管採血：「凝固用スピッツ」は 2 本目
- 真空管採血の場合、スピッツは「生化→凝固・血沈→血算→血糖→その他」の順で用いる。穿刺直後の血液では正確な検査結果を得られにくく、凝固しやすいためである。
- 翼状針採血の場合、1 本目が凝固スピッツだと、チューブの分だけ分注量が少なくなることに注意する。

■スピッツの転倒混和は緩やかに
- 採血後のスピッツは、すみやかに、緩やかに 5 回程度転倒混和する。薬剤が入っているスピッツの場合、血液と薬剤が混ざるようにするためである。
- 激しく振ると溶血してしまうため、緩やかに混和することが大切である。
  - →凝固促進剤入りスピッツ（生化・感染症用）は、転倒混和が必要である。

■駆血帯を外すのは「抜針前」
- 採血後は、抜針前に、駆血帯を外す。皮下出血を防ぐために重要である。
- 真空管採血の場合も「スピッツをホルダーから外す→駆血帯を外す→抜針」の順に行うと、血液逆流も皮下出血も防ぐことができる。

■採血による事故・副作用
- 注射針が血管を傷つけることによる内出血、神経に触れることによる神経損傷、痛みや緊張による血管迷走神経反応などに注意する。
- 血液が付着した器具も、感染性検体として慎重に扱う。

③「静脈血」のスピッツは「色」で見分けるとよい

■本書の解説は「スピッツ別」

- 検体取り扱い方法は、使用するスピッツによって変わる。そのため、ここから
  は、スピッツ別で解説していく。
- 以下に、東京都済生会中央病院で使用しているスピッツを例として紹介する。
- スピッツの色は、基本的に共通しているが、施設によって異なる場合もあるた
  め、必ず自施設の取り扱いマニュアルを確認することが大切である。

■東京都済生会中央病院で使用している主なスピッツ（2020年12月現在）

輸血検査用スピッツ（水色シールキャップ）

- 「抗凝固剤（EDTA）入り」のスピッツを使用
  →交差適合試験用には「抗凝固剤なし（プレーン管）」
  を用いることもある

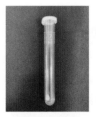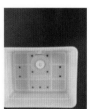

血算用スピッツ（紫色キャップ）

- 「抗凝固剤（EDTA）入り」のスピッツを使用
  →抗凝固剤はスピッツ内壁にスプレー塗布されてい
  る

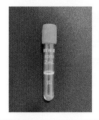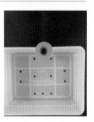

赤沈用スピッツ

- 「抗凝固剤（クエン酸Na）入り」のスピッツを使用
  →迅速自動血沈計を使用する場合は、専用の採取容
  器を用いる

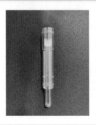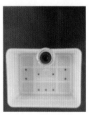

- 上記のほか、特殊な検査項目は、外注（検査会社に依頼）している。その場合は、検査会社が
  指定するスピッツを使用する。
- 検査会社によって、スピッツの仕様が異なるため、本書では「その他のスピッツ」としてまと
  めた。

生化・感染症用スピッツ（オレンジ色キャップ）

●「凝固促進剤入り」のスピッツを使用
　→検査する項目数によって採血量が変わるため、注意が必要

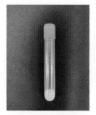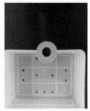

血糖用スピッツ（灰色キャップ）

●「解糖阻止剤（フッ化Na）入り」のスピッツを使用

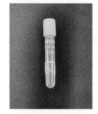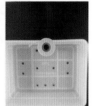

凝固用スピッツ（黒色キャップ）

●「抗凝固剤（クエン酸Na）入り」のスピッツを使用
　→採血量を厳密に守る必要があるため、必ず線の位置まで血液を採取する

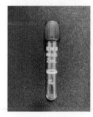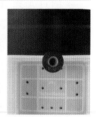

アンモニア用スピッツ（緑色シールキャップ）

●「抗凝固剤（ヘパリン）入り」のスピッツを使用
　→採血後は氷冷し、すみやかに検査室に搬送することが大切

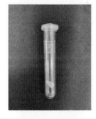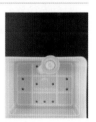

BNP用スピッツ（すみれ色シールキャップ）

●「抗凝固剤（EDTA）入り」のスピッツを使用
　→採血後はすみやかに検査室に搬送することが大切

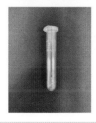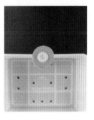

（實藤純子）

輸血検査用スピッツ
を用いる検査

① スピッツの特徴

- 輸血検査（血液型検査、交差適合試験）に用いる検体を採取するときは、「抗凝固剤（EDTA塩）入り」または「プレーン（抗凝固剤なし）」のスピッツを使用する。
  - → EDTA塩（エチレンジアミン四酢酸塩）は、カルシウムを包み込むように結合（キレート結合）することで、血液凝固を阻害する。
  - → 東京都済生会中央病院では「水色シールキャップのスピッツ」を使っている。
- 交差適合試験用は「プレーン（抗凝固剤なし）」を用いる場合もある。
- 輸血検査は赤血球を用いるため、血漿分離剤入りスピッツを使用しない。

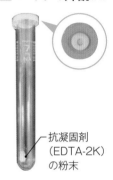

■ **スピッツの外観**（例）

抗凝固剤
（EDTA-2K）
の粉末

（實藤純子）

血液型検査と輸血の実際

① 血液型検査

- 血液型検査には、主に ABO 血液型と Rh 血液型がある。
  - → ABO 血液型は赤血球上の「A 抗原または B 抗原の有無」を調べる検査
  - → Rh 血液型は「D 抗原の有無」を調べる検査
- ABO 血液型の判定には、必ず「オモテ試験・ウラ試験」を行う必要がある。
- 血液型検査の結果に則って、輸血用血液製剤を選択する。

▧ オモテ試験とウラ試験

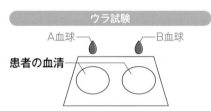

オモテ試験	ウラ試験
患者の血球 / 抗A血清 / 抗B血清	A血球 / B血球 / 患者の血清

- 凝集したのが抗 A 血清だけなら A 型、抗 B 血清だけなら B 型、どちらも凝集したら AB 型、どちらも凝集しなければ O 型と判断する
- 凝集したのが A 血球だけなら B 型、B 血球だけなら A 型、どちらも凝集したら O 型、どちらも凝集しなければ AB 型と判断する

② 交差適合試験

- 交差適合試験は ABO・Rh 血液型以外の赤血球型に対する抗体（不規則抗体）によって生じる、輸血に伴う副作用を防止するために行われる。
  - →患者に投与される輸血用血液製剤に対して行われる検査である。
- 交差適合試験には「主試験と副試験」がある。
- 主試験・副試験ともに陰性（血球の凝集がみられない）であれば、その輸血用血液製剤は投与可能と判断される。
  - →この場合も、遅発性溶血性副反応などの合併症に注意する。

■ **主試験と副試験**

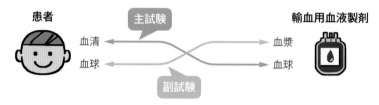

③「不適合輸血」によって現れる症状

● 不適合輸血（輸血副作用）は、溶血性副反応と非溶血性副反応に大きく分けられる。

■ **溶血性副反応によって現れる症状**

● 発熱、悪寒・戦慄、背部痛、体液貯留、浮腫、息切れなど

■ **非溶血性副反応によって現れる症状**

● アナフィラキシーショック、肺障害、循環不全など

④ 輸血実施時の注意点

● 不適合輸血をしないように、患者と輸血用血液の確実な確認・観察が大切である。

①輸血同意書の確認

②患者氏名・血液製剤の照合、電子機器での照合

→血液製剤の外観や有効期限、輸血指示書、ABO・Rh血液型などを確認する。

③バイタルサインチェック、全身状態の観察

④溶血性副反応や非溶血性副反応の症状がないか確認　など

→特に注意すべき症状：呼吸困難、発熱、血圧低下、悪寒・戦慄、意識消失、血色素尿、黄疸、皮膚の発赤・発疹・かゆみ、蕁麻疹など

（實藤純子）

Memo

1

血液型検査と輸血の実際

血算用スピッツ

（抗凝固剤：EDTA 入り）を用いる検査

1 スピッツの特徴

● 血算（全血球計算）に使う検体を採取するときにも「抗凝固剤（EDTA）入り」のスピッツを用いる。
→ 東京都済生会中央病院では「紫色キャップのスピッツ」を使っている。
● 血漿分離剤入りスピッツは使用しない。

スピッツの外観（例）

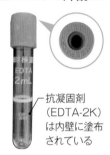

抗凝固剤（EDTA-2K）は内壁に塗布されている

2 「血算」とは

● 血算（血球検査）は、血液中の細胞成分である赤血球・白血球・血小板の数や大きさを測ったり、ヘモグロビン濃度やヘマトクリット値などを測定する検査である。
→ CBC（Complete blood count）と呼ばれることもある。
● 赤血球は、肺から組織へ酸素を、組織から肺へ二酸化炭素を運搬する役割をもつ。
● 白血球は、細菌感染に際し、体を防衛する細胞である。白血球には、好中球・リンパ球・単球・好塩基球・好酸球がある。
● 血小板は、血管内皮細胞の間隙を埋めて内壁を保護するとともに、出血した場合、粘着と凝集作用によって血栓を形成し、血液が血管外に漏出するのを防ぐ。

■血算の分類

色字は細胞成分

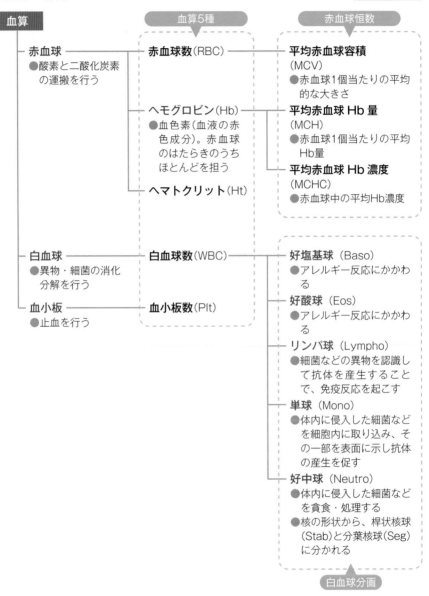

血算

血算5種

赤血球恒数

- **赤血球**
  ●酸素と二酸化炭素の運搬を行う
  - **赤血球数**（RBC）
    - **平均赤血球容積**（MCV）
      ●赤血球1個当たりの平均的な大きさ
  - **ヘモグロビン**（Hb）
    ●血色素（血液の赤色成分）。赤血球のはたらきのうちほとんどを担う
    - **平均赤血球Hb量**（MCH）
      ●赤血球1個当たりの平均Hb量
    - **平均赤血球Hb濃度**（MCHC）
      ●赤血球中の平均Hb濃度
  - **ヘマトクリット**（Ht）

- **白血球**
  ●異物・細菌の消化分解を行う
  - **白血球数**（WBC）
    - **好塩基球**（Baso）
      ●アレルギー反応にかかわる
    - **好酸球**（Eos）
      ●アレルギー反応にかかわる
    - **リンパ球**（Lympho）
      ●細菌などの異物を認識して抗体を産生することで、免疫反応を起こす
    - **単球**（Mono）
      ●体内に侵入した細菌などを細胞内に取り込み、その一部を表面に示し抗体の産生を促す
    - **好中球**（Neutro）
      ●体内に侵入した細菌などを貪食・処理する
      ●核の形状から、桿状核球（Stab）と分葉核球（Seg）に分かれる

- **血小板**
  ●止血を行う
  - **血小板数**（Plt）

白血球分画

（實藤純子）

赤血球数

RBC：red blood cell

静脈血：全血

EDTA入

血算

どんな検査か

血液1μL中の「赤血球の数」を測定する検査。貧血の有無などをみるため、日常的に検査されている

かかわる科

循環器　　呼吸器　　消化器　　血液内科　　整形外科　　耳鼻　　腎泌尿器

など全科

高

重要 脱水
　　　ショック
　　　多血症

注意 血栓

基準値 男性：435～555万/μL
女性：386～492万/μL

あわせてCheck
Hb、Ht、Alb、Feなど

低

重要 貧血
　　　●骨髄抑制　●溶血
　　　●ホルモン不足
　　　出血

観察のポイント

●バイタルサイン（血圧低下、頻脈など）
●脱水症状（口渇、皮膚・口唇・舌の乾燥、脱力、意識障害など）
●血栓による症状
●貧血症状（息切れ、めまい、ふらつき、頭痛、胸痛など）　など

もっと詳しく！　ヘマトクリットとヘモグロビン

ヘマトクリットとは

ヘマトクリット（hematocrit：Ht）…血液中に赤血球が占める割合（%）

基準値	男性：40.7〜50.1% 女性：35.1〜44.4%

- 血液中に含まれる赤血球の容積の割合である
  〈Ht低値〉
  ①赤血球の割合が少ない
  ②血漿が多いために赤血球の割合が低くなっている
  〈Ht高値〉
  ③血漿が少ないために赤血球の割合が高くなっている

  → RBCやHbと併せて判断し看護のポイントを絞る

ヘモグロビンとは

ヘモグロビン（hemoglobin：Hb）… 血液中に占める血色素（Hb）の量

基準値	男性：13.7〜16.8g/dL 女性：11.6〜14.8g/dL	【パニック値】 ≦6g/dL

- Hbは赤血球内で、酸素を肺から組織に運搬し、不要になった二酸化炭素を吸着する
  ①体に必要な酸素が組織に運搬されていない
  ②組織で不要な二酸化炭素を代謝できない

  → Hbの働きを最大限に活かせるように生活の援助をしていく

（實藤純子）

白血球数

WBC：white blood cell count

静脈血：全血

EDTA入

血算

どんな検査か

血液1μL中の「白血球の数」を測定する検査。感染や炎症などさまざまな病態で異常値を示す重要な検査であるため、日常的に測定されている

かかわる科

循環器	呼吸器	消化器	血液内科	整形外科	耳鼻	腎泌尿器
	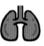					

など全科

高	**重要** 心筋梗塞 炎症 白血病	**注意** ストレス ヘビースモーカー

基準値　3,300〜8,600/μL

【パニック値】
≦1,500/μL
≧100,000/μL

あわせてCheck
CRP、Hb、赤沈など

低	**重要** 造血機能障害 再生不良性貧血 急性白血病 悪性貧血	**注意** SLE* 薬剤アレルギー

観察のポイント

- バイタルサイン（発熱など）
- 炎症徴候（発赤、腫脹、熱感、疼痛）
- 栄養状態（カロリー、タンパクの不足）
- 出血
- ストレスの有無
 など

（實藤純子）

＊SLE（systemic lupus erythematosus）：全身性エリテマトーデス

白血球分画
（血液像）

どんな検査か

白血球分画は、白血球の5種類（好中球、リンパ球、好酸球、単球、好塩基球）の割合を自動計測器で測定する検査。WBCの異常がみられたときに検査される。異変がある場合は、鏡検で確認する必要がある

かかわる科

循環器	呼吸器	消化器	血液内科	整形外科	耳鼻	腎泌尿器

など全科

好中球 Neutro：neutrophil

高	**重要**	感染症　　外傷　　　膠原病 炎症　　　心筋梗塞　骨髄増殖性腫瘍　など

基準値 ┊ 40~70%

低	**重要**	血液疾患　　　　　　ウイルス感染症 ●再生不良性貧血 ●急性白血病　など

リンパ球 Lympho：lymphocyte

高	**重要**	ウイルス感染症　リンパ性白血病

基準値 ┊ 20~56%

低	**重要**	急性感染症の初期　HIV感染症

好酸球 EOS：Eosinophil

高

重要　アレルギー疾患
好酸球増加症候群
骨髄増殖性腫瘍　など

基準値　1〜6%

好塩基球 Baso：basopyil

高

重要　慢性骨髄性白血病　など

基準値　0〜2%

単球 Mono：monocyte

高

重要　骨髄機能の回復期
慢性骨髄性白血病　など

基準値　2〜9%

観察のポイント

- バイタルサイン（発熱など）
- 全身状態（炎症・感染・貧血の徴候、皮膚・粘膜症状の有無など）の観察

（實藤純子）

16

臨床検査技師からのワンポイントアドバイス

抗凝固剤の「EDTA-2K」「EDTA-2Na」の違い

EDTA（ethylenediaminetetraacetic acid:エチレンジアミン四酢酸）は、カルシウムキレート剤（カルシウムイオンを包み込むようにして結合する薬剤）である。血液凝固反応にかかわるカルシウムの作用を強く阻害し、非可逆的な抗凝固作用を示す。

EDTA-2Kとは

EDTA-2K（エチレンジアミン四酢酸二カリウム）は、EDTAにカリウム塩を加えた抗凝固剤で、臨床で頻用されている。

EDTA-2Kは「血液1 mLあたり1.5±0.25 mg」が至適量とされている。血液量が少ない場合は、血球濃縮や溶血などを生じ、血球細胞形態にも影響がある。血液量が多い場合は、血小板凝集やフィブリン析出などが生じうる。

EDTA-2Naとは

EDTA-2Na（エチレンジアミン四酢酸二ナトリウム）は、EDTAにナトリウム塩を加えた抗凝固剤である。EDTA-2Kと比べ、やや水溶性が低いとされている。

EDTAによる偽性血小板減少に注意

出血傾向がまったくないのに血小板数が低い場合、EDTAによる偽性血小板減少を疑う必要がある。これは、抗凝固剤EDTAの作用によって、血小板がスピッツ内で凝集してしまい、血小板の測定値が実際より低く出てしまう現象である。

この場合、ヘパリン化採血などを行って、再検査が必要となる。

参考文献
1. 野木岐実子，島津千里，川杉和夫他：採血は規定量を守らないとダメ！. メディカル・テクノロジー 2014；42（13）：1282-1284.
2. 牧俊哉：室温放置検体の血算値に注意！. 検査と技術2016；44(1)：75-77.

1

白血球分画

＊HIV（human immunodeficiency virus）：ヒト免疫不全ウイルス

血小板数

Plt：platelet count

静脈血：全血

EDTA入

血算・血液像

どんな検査か

血液1μL中の「血小板の数」を測定する検査。 出血傾向があるときや、血液疾患、感染症、肝疾患、膠原病が疑われた場合に検査する

かかわる科

循環器	呼吸器	消化器	血液内科	整形外科	耳鼻	腎泌尿器

など全科

高

重要	本態性血小板血症 真性多血症 慢性骨髄性白血病

注意	感染症 慢性炎症　など

基準値　15万8千～34万8千/μL

【パニック値】
≦5万/μL

あわせてCheck
骨髄穿刺(巨核球)、
PT、APTTなど

低

重要	再生不良性貧血 急性白血病 がんの骨転移 特発性血小板減少性紫斑病

注意	血栓性血小板減少性紫斑病 DIC*1 SLE*2 肝硬変

観察のポイント

- バイタルサイン（発熱、脈拍・血圧の異常）
- 出血の有無・状態
- 紫斑の有無
- DIC（→ p.29）の徴候の有無　など

血小板（低値）＋血小板関連免疫グロブリンG（高値）＋巨核球（高値or正常）
＝特発性血小板減少性紫斑病（idiopathic thrombocytopenic purpura：ITP）

● 血小板減少をきたす疾患や薬剤使用歴がないにもかかわらず、血小板が減少
（10万/μL未満）し、出血しやすくなる疾患が、ITP（特発性血小板減少性紫斑
病）である。

　→血小板数が5.0万/μL以下だと抜歯・手術後の止血困難、1.0～2.0万/μL
　　以下だと皮下出血・歯肉出血・鼻出血が生じうる。

　→月経過多をきっかけにして血小板減少がみつかることもある。

● ITPは、何らかの原因によって血小板に対する自己抗体が産生されることで、脾
臓内で血小板が破壊されて生じると考えられている。

血小板（低値）＋溶血性貧血＋精神神経症状＋腎機能障害＋発熱
＝血栓性血小板減少性紫斑病（thrombotic thrombocytopenic purpura：TTP）

● TTP（血栓性血小板減少性紫斑病）は、微小な血管が、血栓（血小板の血栓）
によって閉塞することで生じる重篤な全身性疾患である。

● 上記の5つがTTPの5徴候とされているが、これらがすべてそろわなくても、血小
板減少と溶血性貧血があれば、TTPを疑い、ADAMTS13[3]を測定する。

● TTPと同じカテゴリーの疾患として、溶血性尿毒症症候群（hemolytic uremic
syndrome：HUS）がある。HUSは、血小板減少、溶血性貧血、腎機能障害を
3徴候とする疾患である。

（實藤純子）

1
Plt

[1]　DIC（disseminated intravascular coagulation）：播種性血管内凝固
[2]　SLE（systemic lupus erythematosus）：全身性エリテマトーデス
[3]　ADAMTS13（a disintegrin-like and metalloproteinase with thrombospondin type 1 motifs 13）：フォンウィルブラ
　　ンド因子（止血因子）を切断する酵素

凝固用スピッツ

（抗凝固剤：クエン酸 Na 入り）を用いる検査

1 スピッツの特徴

- 凝固・線溶検査用の検体は「抗凝固剤（クエン酸 Na）入り」のスピッツを使用して採血する。
  - →クエン酸 Na は、カルシウムを除去することで凝固を阻害する。
- 凝固・線溶検査では「血液とクエン酸の混合比を 9：1」にする必要があるため、採血量が重要となる。
  - →検査過程でクエン酸の抗凝固作用を計算に入れているため、この割合が変わると正確な測定ができなくなり、実際の値と異なる結果が出てしまうためである。
- 冷蔵ではなく、室温（16 ～ 30℃）での保存が推奨されている。

■ **スピッツの外観**(例)

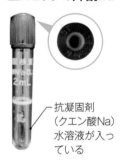

抗凝固剤
（クエン酸Na）
水溶液が入っ
ている

2 「凝固・線溶検査」に関する注意点

- 凝固・線溶検査は、血液の固まる時間や、凝固・線溶因子の量を測定し、凝固・線溶反応が正常かどうかを調べるために行われる。
  - →凝固反応：血管の損傷により、血液が血管内皮下組織と接触することで始まる。この反応により損傷部に血栓が作られ、出血を防ぐ。
  - →線溶反応：凝固反応によって析出した血栓を溶解することで血栓をコントロールし、血管を閉鎖するのを防ぐはたらきをしている。
- 凝固・線溶因子は、内因系、外因系、共通系の 3 つに大きく分かれている。
  - →凝固カスケード（凝固線溶系のはたらきの流れを示した図）をみるとわかりやすい。

凝固・線溶による止血のしくみ

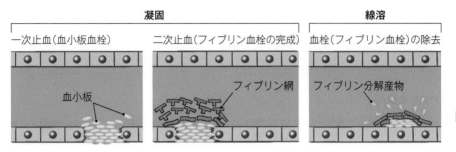

凝固		線溶
一次止血（血小板血栓）	二次止血（フィブリン血栓の完成）	血栓（フィブリン血栓）の除去

血小板

フィブリン網

フィブリン分解産物

凝固・線溶検査の概要

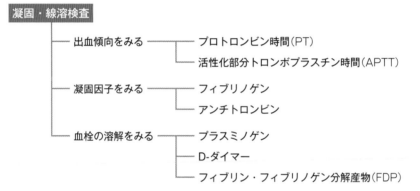

凝固・線溶検査

- 出血傾向をみる
  - プロトロンビン時間（PT）
  - 活性化部分トロンボプラスチン時間（APTT）
- 凝固因子をみる
  - フィブリノゲン
  - アンチトロンビン
- 血栓の溶解をみる
  - プラスミノゲン
  - D-ダイマー
  - フィブリン・フィブリノゲン分解産物（FDP）

凝固カスケードと関連する因子

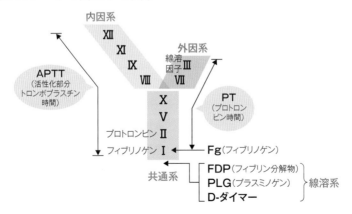

内因系

XII
XI
IX
VIII

外因系

線溶因子 III
VII

APTT（活性化部分トロンボプラスチン時間）

X
V

PT（プロトロンビン時間）

プロトロンビン II
フィブリノゲン I ← Fg（フィブリノゲン）

FDP（フィブリン分解物）
PLG（プラスミノゲン） } 線溶系
D-ダイマー

共通系

（安江 希）

プロトロンビン時間

PT：prothrombin time

静脈血：血漿

クエン酸Na入

凝固・線溶

どんな検査か

クエン酸Naを加えた血漿に、試薬（組織トロンボプラスチンとCaイオン）を加え、凝固するまでの時間を測定するもの。 凝固因子（特に外因系）の異常をスクリーニングする目的で検査される

かかわる科

循環器	呼吸器	消化器	血液内科	整形外科	耳鼻	腎泌尿器

など全科

延長 ↑

重要　重症肝障害
　　　閉塞性黄疸
　　　ビタミンK欠乏症
　　　DIC（→p.29）

注意　抗凝固薬投与

基準値

凝固時間	10~13秒
プロトロンビン活性	70~140%
INR	0.8~1.2

あわせてCheck
APTT、Fbg、bil、Alb、Ch-E、Pltなど

観察のポイント

- バイタルサイン（血圧、脈拍、呼吸）
- 出血傾向の有無とその程度
- 出血の有無・量・部位
- 抗凝固薬の内服の有無

もっと詳しく！　PTの種類（凝固時間、PT活性、PT-INR）大事なのはどれ？

- 臨床でよくみるのは、PT-INR（prothrombin time-international normalized ratio：プロトロンビン時間−国際標準化比）である。
  - →INR：試薬を使ってプロトロンビン時間（凝固時間：秒）を測定し、検体血漿と対照血漿の比を求める。その際、試薬のISI（メーカーごとに設定されている力価）で累乗すると、INR値が得られる。
- PT-INRは、抗凝固薬（ワルファリン）の投与量を管理する指標として使われることが多い。
  - →ワルファリンは、ビタミンK（肝臓での血液凝固因子生成に関与する）を阻害することで抗凝固作用を発揮する薬剤で、静脈血栓塞栓症などの血栓症予防を目的として投与される。
  - →過量投与になると出血の危険が、過少投与になると血栓症の危険が高まるため、PT-INRを定期的に測定し、投与量の調整を行うことが不可欠である。

（安江　希）

活性化部分トロンボプラスチン時間

APTT：activated partial thromboplastin time

静脈血：血漿

クエン酸Na入

凝固・線溶

どんな検査か

クエン酸Naを加えた血漿に、試薬（接触因子活性化剤とリン脂質）を加えた後、Caイオンを加えて凝固するまでの時間を測定するもの。凝固因子（特に内因系）の異常をスクリーニングする目的で検査される

かかわる科

循環器	呼吸器	消化器	血液内科	整形外科	耳鼻	腎泌尿器
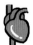	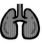					

など全科

延長

重要　血友病
重症肝障害
DIC（→p.29）
凝固因子の欠乏

注意　抗凝固薬投与
ビタミンK欠乏

基準値　24〜38秒

あわせてCheck
PT、フィブリノゲン、bil、Alb、Ch-E、Pltなど

観察のポイント

- バイタルサイン（血圧、脈拍、呼吸）
- 出血の有無・量・部位
- 出血傾向の有無とその程度
- 抗凝固薬の内服の有無

もっと詳しく！ 「PT・APTT」は、何をどう見る？

- PT・APTT延長では、DIC、肝・胆道系疾患、ビタミンK欠乏、ヘパリンやワルファリン過量が疑われる。
  - →手術前検査で、PT・APTTの延長（凝固系の異常）がみられると、場合によっては手術の延期も必要となる。
  - →PT・APTTは、抗凝固療法で用いられるワルファリンやヘパリンなどのモニタリングにも利用されている。

胆道系疾患などによる「ビタミンK欠乏」がないか検討する

- 第VII因子はビタミンKが欠乏すると活性が低下し、PTが延長する。
  - →ビタミンK欠乏状態が悪化すると、第IX・X・II因子も低下し、APTTも延長することがある。
- ビタミンK欠乏の原因はさまざまである。
  - →食事摂取量が低下するとビタミンKの摂取量も低下するため、PTが延長する。
  - →ビタミンKは脂溶性なので、その吸収には胆汁が必要となる。胆道疾患などにより腸管内に胆汁が排出されないと、ビタミンKが吸収されず、PTが延長する。この場合、ビリルビン（bil）も上昇する。

肝不全による「凝固因子の合成低下」がないか検討する

- 凝固因子は肝臓で合成されるため、肝不全や肝硬変によって肝臓での合成能が低下すると、PTやAPTTは延長する。
  - →特に凝固第VII因子は半減期が短く、第VII因子を反映したPTの延長が目立つ。
- 肝不全の場合、肝合成能のマーカーであるアルブミン（Alb）やコリンエステラーゼ（Ch-E）の値が参考になる。
- 肝硬変の場合、フィブリノゲン（Fbg）や血小板（Plt）も低下する。

DICによる「凝固因子の消費」がないか検討する

- DIC（播種性血管内凝固）は基礎疾患がある状態で、全身性かつ持続性に激しい凝固活性化が生じ、微小血栓が多発する病態である。
  - →凝固因子が微小血栓の材料となり消費されるため、PTやAPTTが延長することがある。
- DICの診断基準はいくつかあるが、基礎疾患（敗血症、急性白血病、固形がんなどが多い）の存在に加えて、Plt・Fbg低下、FDP上昇、PT延長、出血症状・臓器症状の存在などから診断される。DICを疑う場合は、これらも一緒にみるとよい。

（安江　希）

Dダイマー

D-dimer

静脈血：血漿

クエン酸Na入

凝固・線溶

どんな検査か

フィブリン（フィブリノゲンがトロンビンにより生成される血栓の本体）がプラスミン（タンパク質分解酵素）によって分解される際に生じる物質。血栓の溶解の指標となる

かかわる科

循環器	呼吸器	消化器	血液内科	整形外科	耳鼻	腎泌尿器

など全科

重要　DIC
　　　　静脈血栓塞栓症
　　　　脳梗塞
　　　　心筋梗塞
　　　　重症感染症

注意　胸水・腹水貯留

高

基準値
（ラテックス凝集比濁法）　0.5μg/mL

あわせてCheck
Plt、PT、APTTなど

観察のポイント

- バイタルサイン（意識レベル）
- 皮下出血・出血の有無
- 下肢の循環障害の有無
- 紫斑がある場合は拡大の有無（マーキングする）

> 感染予防と出血予防が重要。転倒防止のための環境整備や、衣類などによるうっ血の予防を行う。採血や口腔ケア・清潔ケア実施時は出血に注意し、事前に異常出血の有無を確認する

（中島嘉南子）

フィブリノゲン・フィブリン分解産物

FDP：fibrinogen and fibrin degradation products

どんな検査か

血漿に試薬中のフィブリン分解産物とフィブリノゲン分解産物だけを免疫学的に測定する検査。血栓の溶解状態や線溶亢進の状況を評価するために検査する

かかわる科

循環器　呼吸器　消化器　血液内科　整形外科　耳鼻　腎泌尿器

など全科

| 高 ↑ | **重要** | DIC
血栓症
がん
熱傷 | **注意** | 肝硬変などによる
腹水貯留
胸水貯留 |

基準値
（ラテックス凝集比濁法）　5μg/mL以下

あわせてCheck
Plt、PT、Fgなど

観察のポイント

感染予防と出血予防が重要。うっ血や摩擦、衣類による緊縛、転倒・転落を避ける。口腔ケアは出血しないように実施する。清潔保持、確実な指示薬投与も行う

- バイタルサイン
  （特に血圧や脈拍、意識レベル）
- 皮下出血や出血傾向の有無
- 下肢の循環障害の有無　など

（中島嘉南子）

フィブリノゲン

Fbg：fibrinogen

静脈血：血漿

クエン酸Na入

凝固・線溶

どんな検査か

肝臓で産生される血液凝固第I因子。 血栓傾向・出血傾向の評価、DIC（Fbgが消費される病態）の診断を行うときに検査する

かかわる科

循環器	呼吸器	消化器	血液内科	整形外科	耳鼻	腎泌尿器

など全科

高

重要　炎症
外傷
がん
感染症
自己免疫疾患

注意　ネフローゼ症候群
妊娠

基準値
（トロンビン法）　160～350mg/dL

あわせてCheck
Plt、PTなど

低

重要　DIC
重症肝障害
大量出血

注意　先天性無フィブリノゲン血症

観察のポイント

● バイタルサイン
（特に血圧や脈拍、意識レベル）
● 皮下出血や出血傾向の有無
● 下肢の循環障害の有無　など

> 感染予防と出血予防が重要。 転倒防止のための環境整備や、衣類などによるうっ血の予防を行うとともに、確実な指示薬投与も行う

■参考：出血量と症状・バイタルサインの変化

出血量(mL)	症状	血圧(mmHg)
500～700	軽い頻脈	不変
1,000～1,250	頻脈、冷感、口渇	不変
1,500～1,750	著明な頻脈、乏尿、口唇の蒼白	90～70
1,750～2,000	蒼白、チアノーゼ、無尿、虚脱	70～50

もっと詳しく！ 「DIC（播種性血管内凝固）」って何？

- DIC（disseminated intravascular coagulation：播種性血管内凝固）が起こると、著明な出血傾向が現れる。
- さまざまな原因（がん細胞や細菌感染、組織や血球崩壊など）により、全身の細小血管内などに血栓が多発し、血小板やフィブリノゲンをはじめとする凝固因子が血栓の材料として消費され、低下する状態である。

■止血にかかわる検査所見一覧（空欄は変化しない）

	血小板数	APTT	PT	フィブリノゲン	FDP
血友病		延長			
血小板減少性紫斑病	減少				
DIC	減少	延長	延長	減少	増加

（中島嘉南子）

アンチトロンビン

AT：antithrombin

静脈血：血漿

クエン酸Na入

凝固・線溶

どんな検査か

トロンビンのはたらきを阻害することで、抗凝固作用を示すタンパク。肝臓や血管内皮細胞で産生される。DICや重症感染症などでは消費されて低下する

かかわる科

循環器	呼吸器	消化器	血液内科	整形外科	耳鼻	腎泌尿器

など全科

高	**重要** 急性肝炎　腎移植後	**注意** 抗凝固薬投与

基準値
（合成基質法）　80~120.6%

低	**重要** DIC　感染症　術後　外傷　肝障害　ネフローゼ症候群	**注意** アンチトロンビンⅢ欠乏症・異常症　妊娠

観察のポイント（急性肝炎の場合）

- バイタルサイン（血圧、脈拍、意識レベル）
- 出血傾向の有無（紫斑、排泄物の色調など）
- 全身状態（意識障害、発熱、乏尿、ショック、消化管症状、黄疸など）
- 指示薬の投与状況
  → 原因がB型肝炎ならば抗ウイルス薬、自己免疫性肝炎や薬剤アレルギーなら大量ステロイド投与、劇症肝炎に移行した場合は人工肝補助療法（血漿交換、血液濾過透析）が必要となる。

（中島嘉南子）

プラスミノゲン

PLG：plasminogen

- 静脈血：血漿
- クエン酸Na入
- 凝固・線溶

どんな検査か

肝臓で産生されるタンパク。t-PA（組織プラスミノゲンアクチベータ）によって、プラスミンへ変換され、フィブリンを分解する。血栓溶解（線溶）の主役となる。肝障害の指標の1つでもある

かかわる科

循環器 　呼吸器 　消化器 　血液内科 　整形外科 　耳鼻 　腎泌尿器

など全科

高

　重要　急性炎症性疾患

基準値
（合成基質法）　75〜125%

低

　重要　肝機能障害
　　　　　DIC

　注意　先天性欠乏症・異常症
　　　　　線溶亢進

観察のポイント（DICの場合）

- バイタルサイン（血圧、脈拍、呼吸数、体温、意識レベル）
- 出血傾向の有無（紫斑、排泄物の色調など）
- 全身状態（意識障害、発熱、血尿、ショック、吐下血など）
- 指示薬の投与状況
  - →抗凝固療法（血栓をできにくくする治療）では、ヘパリン、アンチトロンビン製剤、トロンボモジュリン製剤、合成プロテアーゼ阻害薬が用いられる。
  - →補充療法（出血しにくくする治療）では、血小板輸血や血漿輸血が行われる。
- 心筋梗塞、肺塞栓、脳梗塞などの予兆の有無

（中島嘉南子）

赤沈（赤血球沈降速度）用スピッツ

（抗凝固剤：クエン酸 Na 入り）を用いる検査

1 スピッツの特徴

● 赤沈（赤血球沈降速度）に使う検体を採取するときには「抗凝固剤（クエン酸 Na）入り」のスピッツを使用する。

→東京都済生会中央病院では、迅速自動血沈計を使用しているので、専用の採取容器を用いている。

■ スピッツの外観（例）

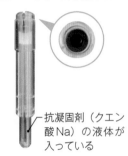

抗凝固剤（クエン酸 Na）の液体が入っている

2 「赤沈」に関する注意点

● 赤血球沈降速度（赤沈）は、凝集した赤血球が、重力により沈む速度を測定し、血液成分の異常や炎症の程度などを知る検査である。

→血液中の成分である線維素原（フィブリノゲン）、アルブミン、γ-グロブリンなどと赤血球の割合（ヘマトクリット値）によって、赤血球が凝集する速度が変化する性質を使用した検査である。

● 赤沈亢進：血漿タンパクの異常（アルブミン減少、γ-グロブリン増加）や赤血球の高度な減少がある場合である。

● 赤沈遅延：赤血球の増加・フィブリノゲンの減少、アルブミンの増加、γ-グロブリンの減少などによって生じる。

■ 赤沈のイメージ

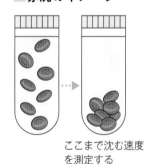

ここまで沈む速度を測定する

（實藤純子）

赤血球沈降速度
（赤沈）
ESR：erythrocyte sedimentation rate

静脈血：全血
クエン酸Na入
凝固・線溶

どんな検査か

抗凝固剤（クエン酸Na）を混ぜた血液を専用管に入れ、赤血球が1時間で沈む距離をみるもの。炎症、組織崩壊、タンパク異常を反映し、スクリーニングや経過観察目的で検査される

かかわる科

循環器	呼吸器	消化器	血液内科	整形外科	耳鼻	腎泌尿器

など全科

亢進

重要 組織の破壊　炎症
膠原病　がん
関節リウマチ
重症貧血　など

注意 血漿タンパク異常
血球成分異常

基準値

1時間値　男性：2〜10mm
　　　　　女性：3〜15mm

あわせてCheck
CRPなど

遅延

重要 赤血球増多症

注意 フィブリノゲン減少
水分増加
アルブミン増加

観察のポイント

● バイタルサイン（発熱、頻呼吸など）
● 炎症徴候（発赤、腫脹、熱感、疼痛）
● 栄養状態（低栄養）
● 脱水（口渇、皮膚・口唇・舌の乾燥、脱力、意識障害など）　など

（實藤純子）

生化・感染症用スピッツ

（凝固促進剤入り）を用いる検査

1 スピッツの特徴

- 生化学検査・感染症検査には「血清」を用いる。そのため「凝固促進剤入り」のスピッツを使用する。
  - →東京都済生会中央病院では「オレンジ色キャップのスピッツ」を使用している。
- 必要な血液量は、検査する項目数によって変わる。

■ **スピッツの外観**（例）

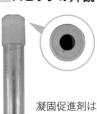

凝固促進剤はスピッツの内壁に塗布されている。ゲル状のものは血清分離剤である

2 「生化学検査」に関する注意点

- 生化学検査は、臓器の異常を把握するために、血液中のタンパク質・窒素化合物・電解質・金属・酵素・脂質・糖・腫瘍マーカーなどを調べる検査である。
  - →生化学検査には、さまざまな項目が含まれる。
  - →「採血」がオーダーされた場合、生化学検査が行われることが多い。

3 「感染症検査」に関する注意点

- 感染症検査は、免疫学的検査に分類されている。
  - →身体に侵入した細菌やウイルスに対して、生体が産生した抗体を測定することで、免疫機能の状態や、感染の状態を把握するために行う検査である。

■本書で取り上げた生化学検査

生化学検査

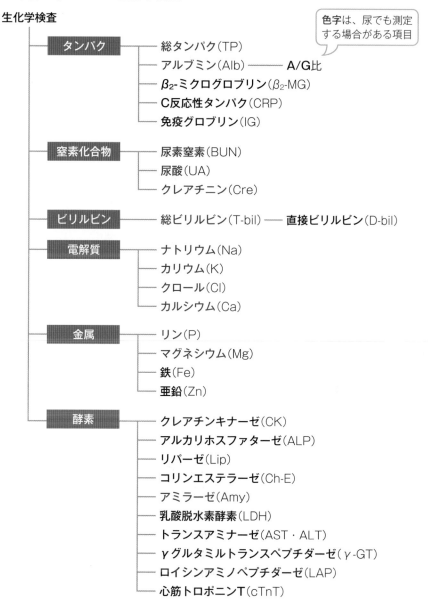

色字は、尿でも測定する場合がある項目

- タンパク
  - 総タンパク(TP)
  - アルブミン(Alb) ── **A/G比**
  - **β₂-ミクログロブリン**($β_2$-MG)
  - **C反応性タンパク**(CRP)
  - **免疫グロブリン**(IG)

- 窒素化合物
  - 尿素窒素(BUN)
  - 尿酸(UA)
  - クレアチニン(Cre)

- ビリルビン
  - 総ビリルビン(T-bil) ── **直接ビリルビン**(D-bil)

- 電解質
  - ナトリウム(Na)
  - カリウム(K)
  - クロール(Cl)
  - カルシウム(Ca)

- 金属
  - リン(P)
  - マグネシウム(Mg)
  - 鉄(Fe)
  - **亜鉛**(Zn)

- 酵素
  - クレアチンキナーゼ(CK)
  - アルカリホスファターゼ(ALP)
  - リパーゼ(Lip)
  - コリンエステラーゼ(Ch-E)
  - アミラーゼ(Amy)
  - **乳酸脱水素酵素**(LDH)
  - トランスアミナーゼ(AST・ALT)
  - γグルタミルトランスペプチダーゼ(γ-GT)
  - ロイシンアミノペプチダーゼ(LAP)
  - **心筋トロポニンT**(cTnT)

1

■本書で取り上げた生化学検査（つづき）

生化学検査

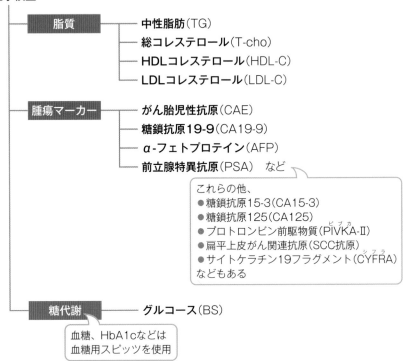

- **脂質**
  - **中性脂肪**（TG）
  - **総コレステロール**（T-cho）
  - **HDLコレステロール**（HDL-C）
  - **LDLコレステロール**（LDL-C）

- **腫瘍マーカー**
  - **がん胎児性抗原**（CAE）
  - **糖鎖抗原19-9**（CA19-9）
  - **α-フェトプロテイン**（AFP）
  - **前立腺特異抗原**（PSA）　など

  これらの他、
  ● 糖鎖抗原15-3（CA15-3）
  ● 糖鎖抗原125（CA125）
  ● プロトロンビン前駆物質（PIVKA-Ⅱ）
  ● 扁平上皮がん関連抗原（SCC抗原）
  ● サイトケラチン19フラグメント（CYFRA）
  などもある

- **糖代謝**
  - **グルコース**（BS）

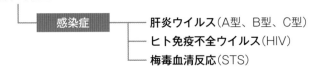

血糖、HbA1cなどは
血糖用スピッツを使用

■感染症検査の位置づけ

免疫学的検査

- **感染症**
  - **肝炎ウイルス**（A型、B型、C型）
  - **ヒト免疫不全ウイルス**（HIV）
  - **梅毒血清反応**（STS）

★免疫学的検査は多種多様である。臨床では、感染症、がん、自己免疫疾患、アレルギー、臓器移植など、さまざまな疾患に関連して行われる

（實藤純子）

総タンパク

TP：total protein

静脈血：血清

凝固促進剤入

生化：タンパク

どんな検査か

血清中に含まれるタンパク質の濃度を測定する検査。 血漿中のタンパク質（アルブミン、グロブリン）の増減は、栄養状態・免疫反応状態を反映する。 栄養状態や体液量（脱水や溢水）をみるため、日常的にスクリーニング目的で検査されている

かかわる科

循環器	呼吸器	消化器	血液内科	整形外科	内分泌	腎泌尿器

など

高

重要 アルブミン増加
- 脱水
- ショック
- 消化管閉塞
- アジソン病　など

グロブリンの増加
- 感染症
- 骨髄腫

基準値 6.6～8.1g/dL

【要報告値】
病棟：≦3.5g/dL ≧15g/dL
外来：≦4.0g/dL ≧15g/dL

あわせてCheck
Alb、RBC、Hb、Ht、Fe

低

重要 アルブミン減少
- タンパク尿
- 肝機能障害
- 重症糖尿病
- 濾出液
- 貧血
- 大出血

観察のポイント

- バイタルサイン（血圧、脈拍、呼吸）
- 栄養の摂取状況
- 排泄状況の確認
- 浮腫や腹水の有無　など

（實藤純子）

37

アルブミンとA/G比

Alb：albumin　A/G：albumin-globulin ratio

静脈血：血清
凝固促進剤入
生化：タンパク

どんな検査か

血清タンパクの大部分はアルブミン（60～70%）とグロブリン（10～20%）が占める。
血清アルブミン量とA/G比（アルブミン・グロブリン比）は、栄養状態や体液量の指標として検査される

かかわる科

循環器　呼吸器　消化器　血液内科　整形外科　内分泌　腎泌尿器

など

高

重要　Alb
脱水

A/G
無γグロブリン血症
低γグロブリン血症

基準値　Alb：4.1～5.1g/dL
A/G：1.32～2.23

【パニック値】
Alb　≦2.1g/dL

あわせてCheck
RBC、Hb、Ht、TP、
Fe、AST、ALT、
γ-GT、Ch-Eなど

重要　Alb
低アルブミン血症
●慢性肝炎　●肝硬変
●熱傷　●低栄養
●ネフローゼ症候群
●糸球体腎炎

A/G
アルブミン減少
●重症肝炎　●肝硬変
●糖尿病　●悪液質
●栄養不良　●拒食　●タンパク摂取不足
●ネフローゼ症候群　●糸球体腎炎

グロブリン増加
●多発性骨髄腫　●マクログロブリン血症
●悪性リンパ腫　●膠原病　●慢性感染症
●梅毒　●関節リウマチ

低

観察のポイント

● 全身状態（脱水や炎症の症状）
● 感染症・膠原病の有無
● 余分なエネルギーを消耗していないか　など

もっと詳しく！　「AlbとA/G比」どう使い分ける？

● アルブミンは、肝臓で産生されるタンパク質で、膠質浸透圧の維持、物質運搬などの役割をもつ。
　→膠質浸透圧の維持：血管内に水分を保持しているのが、膠質浸透圧である。アルブミン1gで約20mLの水分を保持する作用があるとされ、膠質浸透圧の主役としてはたらいている。
　→物質の運搬：薬物（ワルファリン、フェニトインなど）やビリルビン、栄養、生理活性物質（甲状腺ホルモン、コルチゾール、アルドステロンなど）と結合し、目的部位へと運搬する役割をはたす。
● A/G比は、アルブミンとグロブリンの比率を示している。
　→A/G比が低下している場合、①アルブミンの産生が低下して栄養が悪い、②グロブリンが増加して炎症状態が長引いている、③栄養状態悪化と炎症の長期化が両方起きている、と考えられる。
　→健康な状態では、アルブミンが多い（1.0以上）。肝疾患があるとグロブリン量がアルブミンより多くなり、1.0未満となる。

（實藤純子）

39

免疫グロブリン

Ig：immunoglobulin

静脈血：血清

凝固促進剤入

免疫：タンパク

どんな検査か

リンパ・形質細胞によって産生されるタンパク。リンパ球の表面や抗体として作用し、免疫機能に重要な役割をはたす

かかわる科

循環器	呼吸器	消化器	血液内科	整形外科	耳鼻	腎泌尿器

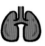

など全科

高

重要　骨髄腫　慢性感染症
膠原病
肝硬変　など

基準値

IgG：861〜1,747mg/dL
IgA：93〜393mg/dL
IgM：男性　33〜183mg/dL
　　　女性　50〜269mg/dL

低

重要　原発性免疫不全症
無γグロブリン血症
ネフローゼ症候群
免疫抑制療法　など

観察のポイント

● バイタルサイン（体温、脈拍、血圧、呼吸）
● 感染徴候、感染経路の有無
● 出血、全身の疼痛の有無　など

もっと詳しく！ 「免疫グロブリン」各々のはたらき

IgGのはたらき

● 5種類の免疫グロブリンのうち、血中に最も多く存在している。

● 侵入してきた病原体やウイルスの抗原と結合して、白血球のはたらきを助けたり、ウイルスや細菌が出す毒素と結合して無毒化する。

● 高値の場合はIgG骨髄腫、膠原病、慢性肝炎、肝硬変、慢性感染症を示唆する。

● 低値の場合は原発性免疫不全症、ネフローゼ症候群、免疫抑制療法、無γグロブリン血症を示唆する。

IgAのはたらき

● 粘膜（喉の表面、腸管の内側、気管支の内側の壁など）の表面に存在する。

● 病原菌やウイルスなどの侵入を防ぐ。

● 高値の場合はIgA骨髄腫、膠原病、肝硬変、慢性感染症を示唆する。

● 低値の場合は原発性免疫不全症、無γグロブリン血症、IgA欠乏症・欠損症を示唆する。

IgMのはたらき

● 補体というタンパク質と協働し、ウイルスや病原菌などに由来する抗原と結合し、白血球がこれらを貪食するのを助ける。

● 高値の場合は原発性マクログロブリン血症を示唆する。

● 低値の場合は原発性免疫不全症候群、無γグロブリン血症、選択的IgM欠損症、ウィスコット・オルドリッチ症候群、タンパク漏出性胃潰瘍を示唆する。

IgEのはたらき

● アレルギー反応に関連する。

IgDのはたらき

● 詳細はまだよくわかっていない。

（藤本由紀子）

C反応性タンパク

CRP：C-reactive protein

静脈血：血清

凝固促進剤入

免疫：タンパク

どんな検査か

肝臓でつくられるタンパクで、炎症時に顕著に増加するのが特徴。感染の疑いがある場合や、膠原病の病勢判断や治療効果判定にも用いられる

かかわる科

循環器	呼吸器	消化器	血液内科	整形外科	耳鼻	腎泌尿器

など全科

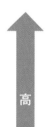

高

重要

感染症
●細菌感染　●真菌感染

組織崩壊
●虚血性心疾患（心筋梗塞）　●肺梗塞
●がん　●外傷　●手術後　●熱傷など

膠原病
●SLE（全身性エリテマトーデス）
●RA（関節リウマチ）*
●皮膚筋炎　●強皮症　●血管炎

基準値　0〜0.14mg/dL

【パニック値】
≧20mg/dL
（小児は≧10mg/dL）

あわせてCheck
WBC、血液像、赤沈、
培養検査、画像検査など

観察のポイント

● バイタルサイン（血圧、脈拍、体温）

● 炎症徴候（腫脹、発赤、疼痛）

● 脱水の有無

● 全身状態（発汗、血圧低下、めまい・ふらつき、口渇感、倦怠感、下痢・嘔吐、頭痛）

もっと詳しく！ 「CRP」って、どうみるの？

CRPは「他の検査」と組み合わせてみる

● CRPは、変化の仕方の異なる検査（白血球数、血液像、赤沈など）と組み合わせて、病期推定が可能となる。

→CRP単独では病態の診断はできない。他の検査（血液・尿培養、X線、CTなど）を行い、総合的に診断する。

● CRPが上昇しているときは、何らかの感染症にかかっていることが多い。

→特に、細菌感染症などが疑われる。

● 細胞破壊（がん、熱傷、外傷、手術後など）もCRP上昇の原因となる。鑑別で重要なものに、狭心症と心筋梗塞がある。

→狭心症では心筋組織が破壊されないためCRPは変化しないが、心筋梗塞は組織の壊死を伴うためCRPの上昇がみられる。

炎症の重症度

軽度	アトピー性皮膚炎、軽い風邪など
中等度	高熱、熱傷など
中等度以上	細菌感染、重度の熱傷、関節リウマチ、肺炎、リンパ腫、がんなど
高度	敗血症、重症感染症など

（安江　希）

＊RA（rheumatoid arthritis）：関節リウマチ

β₂-マイクログロブリン

静脈血：血清

凝固促進剤入

免疫：タンパク

β₂-MG：beta 2-microglobulin

どんな検査か

全身の細胞に存在するタンパクである。血中に分泌されるとすみやかに糸球体で濾過される。糸球体濾過能力の低下により上昇するため、腎機能障害の指標とされる

かかわる科

腎泌尿器　　血液内科　　整形外科

など

高

| 重要 | 腎機能障害 多発性骨髄腫 |
| 注意 | 生理的変動 ●妊娠　●運動負荷 |

基準値　0.9~2mg/L

あわせてCheck
Cre、Ccrなど

観察のポイント

●バイタルサイン（血圧、脈拍）　●感染徴候の有無

●水分出納バランス（脱水、乏尿・無尿、浮腫）

●倦怠感・腹痛の有無

（田尻尚子）

クレアチニン

Cre : creatinine

静脈血：血清

凝固促進剤入

生化：窒素化合物

どんな検査か

筋組織によるクレアチンの代謝産物で、主に腎糸球体で濾過され、尿中に排出される。 腎機能のスクリーニング目的で検査される

かかわる科

腎泌尿器

など

重要	排泄障害	
	●腎機能障害	
	●尿路閉塞（前立腺肥大やがん、結石、腎臓障害）	
	●乏尿	

注意	体内水分量の低下
	●腸閉塞 ●脱水

高

腎血流量の低下
●ショック ●心不全

基準値

男性：0.65〜1.07mg/dL
女性：0.46〜0.79mg/dL

【パニック値】
≧10mg/dL
【要報告値】
病棟：≧10mg/dL
外来：≧3mg/dL

あわせてCheck
BUNなど

低

重要　大量輸液
★循環血液量（水分）が多くなる

長期臥床　など

観察のポイント

● バイタルサイン（血圧上昇）
　→腎障害により血流が増加し、血圧が上昇する。血圧が上がると腎臓への負担が増え、さらに腎機能が悪化する。

●尿量減少の有無、水分出納バランス、体重の増加・浮腫の有無

→腎機能が低下すると、糸球体濾過量が少なくなり、尿量が減少する。水分摂取量が多いと、体重増加・浮腫につながるため、水分出納（水分摂取量と排泄量）の把握が必要である。

もっと詳しく！　「CreとCCr」「Cre＋eGFR」の関係性

CreとCCr

●クレアチニン（Cre）は、筋肉が運動するために重要なクレアチンリン酸（エネルギー源）が代謝されて生じる老廃物である。

→腎臓の最も重要なはたらきは、老廃物を除去し、尿を生成することである。つまり、老廃物であるCreは、腎臓の糸球体で濾過され、尿として排出される。そのため、腎機能が低下すると、血液中のCre濃度が高値になる。

→Creは腎臓以外の影響を受けにくいことから、腎機能障害を正確に反映するといわれている。

●クレアチニンクリアランス（CCr）は、腎臓における「血液中に含まれるCreの除去能力」を定量的に示した指標である。

→CCrは「尿中排泄物が1分間に何mLの血液から除去されたか」を示す。数値が小さいほど腎臓の排泄機能が低下していることを示す。

CreとeGFR

●腎臓の機能をCreから判定するための指標の1つとして、eGFR（estimated glomerular filtration rate：推定糸球体濾過量）が用いられる。

●eGFRは「腎臓の糸球体が1分間に濾過している血液量」のことで、年齢・性別・Cre値から計算する。

●正常な腎臓は1分間に90mL以上の血液を濾過している。つまり、eGFRが90mL/分/1.73m^{2}以上だと腎臓は正常といえる。

★eGFR（推定糸球体濾過量）：<60mL/分/1.73m^2
　正確なGFR（糸球体濾過量）を求める検査は煩雑なため、クレアチニン量と年齢、性別などから糸球体濾過量を推定する計算式が用いられている

（田尻尚子）

尿酸

UA：uric acid

静脈血：血清

凝固促進剤入

生化：窒素化合物

どんな検査か

組織の核成分であるプリン体（エネルギー物質）の代謝産物で、通常3/4は尿中、1/4は胆汁中に排出される。生活習慣病のスクリーニングとしても検査される

かかわる科

腎泌尿器

など

	高		
	重要	痛風 慢性腎炎 薬剤性（利尿薬など）	**注意** 造血器腫瘍 （白血病など） がん

基準値 男性：3.7～7.0mg/dL
女性：2.6～7.0mg/dL

低 **重要** 低尿酸血症（まれ）

観察のポイント

● バイタルサイン（血圧、脈拍、体温）
● 飲酒状況、食生活
● 浮腫・下肢痛の有無
● 体重増加（肥満）

（安江 希）

尿素窒素

BUN：blood urea nitrogen

静脈血：血清

凝固促進剤入

生化：窒素化合物

どんな検査か

アンモニア（タンパク質の分解産物）が肝臓で代謝された物質で、多くは腎糸球体で濾過され尿中に排泄される。主に腎機能のスクリーニング目的で検査される

かかわる科

腎泌尿器　消化器

など

高

重要	原料の増加	糸球体濾過量の減少
	●高タンパク食摂取	●腎不全
	●消化管出血など	●糸球体腎炎

排泄の減少
●腎血流量の減少
●尿路閉塞

基準値　8〜20mg/dL

あわせてCheck
NH₃、Cre、Naなど

低

重要	原料の減少	肝不全
	●タンパク摂取量減少	
	●妊娠	

観察のポイント

- バイタルサイン（発熱、血圧低下、意識レベル低下）　　●浮腫の有無
- 排泄量（嘔吐や下痢、出血、尿量、ドレーン類からの排泄量）
  →脱水・心不全・出血などがあると高値になるため、排泄量を把握する。
  →なかでも消化管出血がある場合、出血した血液に含まれるタンパク質が腸内で分解されてアンモニアになる。
- 体重（腎不全による浮腫や肝不全による腹水増加は体重増加をきたす）

（田尻尚子）

ビリルビン

bil：bilirubin

静脈血：血清

凝固促進剤入

生化：ビリルビン

どんな検査か

ヘモグロビンの代謝物。総ビリルビン（T-bil）は、間接ビリルビン（I-bil）と直接ビリルビン（D-bil：肝臓でグルクロン酸抱合されたもの）の総和で、溶血、肝臓・胆嚢疾患のスクリーニング目的で検査される

かかわる科

消化器

血液内科

など

| 高 | 重要 | 肝疾患
胆道閉塞
黄疸
溶血性貧血 |

【パニック値】
T-bil　≧20mg/dL

あわせてCheck
RBC、Hb、AST、ALT、γ-GT、ALPなど

| 基準値 | 総ビリルビン（T-bil） | 0.4～1.5mg/dL |
| | 直接ビリルビン（D-bil） | 0.4mg/dL未満 |

観察のポイント

- バイタルサイン（血圧、脈拍、体温）
- 腹水、腹部膨満の有無
- 皮膚・眼球結膜の黄染の有無
- 飲酒、食生活の状況（糖質・脂質の過剰摂取、暴飲暴食）

もっと詳しく！ ビリルビンの種類と見かた

- ビリルビン (bil) は、主に老廃赤血球に由来する。
- 直接ビリルビン (D-bil)、間接ビリルビン (I-bil)、総ビリルビン (T-bil) の3種類がある。
  - →T-bilは、D-bilとI-bilの総和である。

I-bilとD-bilの関係

- 間接ビリルビン (I-bil) は、寿命を終えて分解された赤血球のなかのヘモグロビンが変化してできた物質である。I-bilは血流にのって肝臓へ入り、タンパク質と結合して直接ビリルビン (D-bil) になる。
- 肝機能では、タンパク質と結合したD-bilが増加し、黄疸 (皮膚の黄染) が起こる。
  - →黄疸は、I-bil優位のものと、D-bil優位のものに分けられる。

黄疸の種類

D-bil （直接ビリルビン） 優位の黄疸	●肝細胞で取り込まれ処理されたビリルビンの排泄障害によって起こる ●肝臓に原因がある場合(炎症など)と、胆管が詰まることで生じる閉塞性黄疸に大別される
I-bil （間接ビリルビン） 優位の黄疸	●肝臓に取り込まれる前のビリルビンが増加する病態 ●赤血球の破壊が亢進(溶血)し、ビリルビンの産生が過剰となることが主な原因である

T-bilとI-bil、T-bilとD-bilの関係

- T-bilが増加していて、I-bilの割合が高くなっている場合は、赤血球がたくさん壊れている可能性が高いと考えられる。
  - →溶血性貧血などが疑われる。
- D-bilが上がる場合は、肝臓が悪くて胆汁として排出できない、あるいは排出しても胆道が詰まっていて流れていない、などの理由が考えられる。
  - →肝炎や胆石、胆道がんなどの場合はD-bilが高値となる。

（安江 希）

総コレステロール

T-cho：total cholesterol

静脈血：血清

凝固促進剤入

生化：脂質

どんな検査か

コレステロールは、細胞膜や性ホルモン、胆汁酸の原料となる脂質。 T-choは脂肪酸と結合している「結合型」と、結合していない「遊離型」の総和で、脂質代謝の全体像を把握するために検査する

かかわる科

内分泌

など

| 高 | 重要 高脂血症 | 注意 糖尿病　肥満
閉塞性黄疸
ネフローゼ症候群
甲状腺機能低下症 |

基準値　142〜219mg/dL

あわせてCheck
TG、HDL-C、LDL-C

| 低 | 重要 肝硬変 | 注意 低栄養 |

観察のポイント

- バイタルサイン（血圧、脈拍、体温）
- 飲酒・食生活の状況（動物性脂肪の過剰摂取、暴飲暴食）
- 肥満

（安江　希）

中性脂肪

TG : triglyceride

静脈血：血清

凝固促進剤入

生化：脂質

どんな検査か

脂肪組織の主成分として、エネルギーの貯蔵を担う。食事性のものと、体内で合成されるものがある。脂質異常症の確定診断のために必須の検査である

かかわる科

内分泌

など

重要 高脂血症 糖尿病		**注意** 肥満　過食 膵炎 甲状腺機能低下症 ネフローゼ症候群

高

基準値　男性：40〜149mg/dL
女性：30〜149mg/dL

【要報告値】
≧1,000mg/dL

あわせてCheck
T-cho、HDL-C、LDL-C

低　**重要** 吸収不良 肝硬変　　　　**注意** 悪液質（がん末期など）

観察のポイント

● バイタルサイン（血圧、脈拍、体温）
● 飲酒・食生活の状況（乳脂肪分の多い食事、暴食）
● 肥満

（安江　希）

HDLコレステロール

静脈血：血清

凝固促進剤入

生化：脂質

HDL-C：high density lipoprotein-cholesterol

どんな検査か

高比重リポタンパク（HDL）。組織から過剰なコレステロールを運搬・異化し、動脈硬化を防ぐ役割をもつ。脂質異常症の確定診断のために必須の検査

かかわる科

循環器　　内分泌

など

| 基準値 | 男性：40〜90mg/dL
女性：40〜103mg/dL | あわせてCheck
TG、T-cho、LDL-C |

低

| 重要 | 肝細胞障害
インスリン依存性
糖尿病
冠動脈硬化症 | 注意 | 閉塞性動脈硬化症
慢性腎不全
関節リウマチ
喫煙
運動不足 |

観察のポイント

- バイタルサイン（血圧、脈拍、体温）
- 飲酒・食生活（暴飲暴食、コレステロールの多い食事、不規則な食生活）
- 肥満
- 喫煙

（安江　希）

LDLコレステロール

静脈血:血清・血漿

凝固促進剤入

生化:脂質

LDL-C：low density lipoprotein-cholesterol

どんな検査か

低比重リポタンパク（LDL）。 肝臓から末梢へコレステロールを運搬する役割をもつため、高値となると動脈硬化を引き起こす要因となる。 脂質異常症の確定診断のために必須の検査

かかわる科

循環器　　内分泌　　消化器

など

高	**重要**	高脂血症	注意	甲状腺機能低下症 閉塞性黄疸

基準値 ｜ 65～139mg/dL

あわせてCheck
TG、T-cho、HDL-C

低	**重要**	肝硬変	注意	甲状腺機能亢進症

観察のポイント

● バイタルサイン（血圧、脈拍、体温）
● 飲酒・食生活（脂肪過多な食事、食物繊維の不足、不規則な食生活）
● 肥満

もっと詳しく！ 「T-choとHDL-C・LDL-C」の関係

● 脂質であるコレステロールは、特殊なタンパク質がくっついたリポタンパクという形で体内を巡っている。

● リポタンパクには、いくつか種類がある。

　→脂質成分の粒子の大きさ・比重の違いにより、カイロミクロン、VLDL（超低比重リポタンパク質）、IDL（中間比重リポタンパク質）、LDL（低比重リポタンパク質）、HDL（高比重リポタンパク質）に分類される。比重が大きいほど脂質の割合が低くなる。

● HDLコレステロール（HDL-C）は、動脈壁組織などの細胞にあるコレステロールを肝臓に運ぶ役割をはたしている。

　→動脈硬化症を防ぐ作用をもつため「善玉コレステロール」と呼ばれている。

● 血液中のコレステロールを細胞に届けているのがLDLコレステロール（LDL-C）である。

　→細胞に必要以上にコレステロールが取り込まれてしまうと、動脈硬化を促進させてしまうため「悪玉コレステロール」と呼ばれている。

■ リポタンパクの構造

エステル型コレステロール
血中コレステロールの70～80%を占める

遊離コレステロール
非エステル型コレステロール。血中コレステロールの20～30%を占める

トリグリセリド
中性脂肪

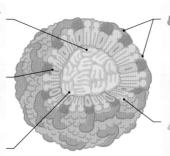

アポタンパク
小腸や肝臓でつくられるタンパク質。中性脂肪などと結合し、リポタンパクとして血液中を運搬される

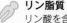
リン脂質
リン酸を含む脂質で、細胞膜の主成分となる

（安江　希）

トランスアミナーゼ
（ASTとALT）

静脈血：血清

凝固促進剤入

生化：酵素

AST：aspartate aminotransferase（アスパラギン酸アミノトランスフェラーゼ）
ALT：alanine aminotransferase（アラニンアミノトランスフェラーゼ）

どんな検査か

ASTは心筋・腎臓・肝臓・骨格筋、ALTは肝臓や腎臓に多く存在する酵素で、これらの障害により細胞から逸脱して上昇する。肝疾患や心筋梗塞、筋疾患などが疑われる場合に検査する

かかわる科

循環器　消化器　整形外科

など

高

重要

AST・ALTともに高度上昇
肝疾患
●急性肝炎

ASTが優位に上昇
急性心筋梗塞　肝がん
筋疾患　アルコール性肝障害
★CKも上昇する　溶血性疾患

基準値　AST：13～30 U/L　ALT：男性　10～42 U/L
　　　　　　　　　　　　　　　　女性　7～23 U/L

あわせてCheck
γ-GT、CK、
ALP、LAPなど

【パニック値】
AST・ALTともに
≧500 U/L

【要報告値】
AST・ALTともに
≧300 U/L

観察のポイント

● バイタルサイン（発熱、呼吸困難の有無）
● 疼痛・ストレスの有無
　→疼痛やストレスは血管を収縮させるため、臓器の血流を維持するために除去する必要がある。
● 食事内容（塩分・タンパク質の量、アルコール摂取の有無）

（田尻尚子）

乳酸脱水素酵素
(IFCC)
LDH：serum lactate dehydrogenase

どんな検査か

細胞のエネルギー産生にかかわる酵素。肝胆膵の疾患・心筋障害・梗塞性疾患・筋疾患・血液疾患が疑われる場合などに検査する

かかわる科

循環器　呼吸器　消化器　血液内科　整形外科　腎泌尿器

など

重要
がん
- ●膵がん、大腸がん、胃がん、肺がん、胆嚢がん、肝がん、白血病、悪性リンパ腫

血栓性疾患
- ●急性心筋梗塞、肺梗塞、腎梗塞

その他
- ●急性肝炎、うっ血性心不全、悪性貧血、溶血性貧血、伝染性単核球症、皮膚筋炎、筋ジストロフィ

高

基準値 ｜ 124〜222 U/L

【パニック値】
≧1,000 U/L
（JSCC標準化対応法）

注意
採血手技
★採血に手間どったり採血管の不適切な取扱いにより赤血球が破壊されると赤血球中に多く含まれるLDHが偽高値となる

年齢（15歳以下）

あわせてCheck
bil、AST、ALP、
γ-GTなど

観察のポイント

- ●バイタルサイン（体温、SpO₂）
- ●生活状況（安静保持）
  - →LDHが上昇している場合、細胞が破壊されていることを示す。消耗をおさえるため、安静が必要となる。

（田尻尚子）

アルカリホスファターゼ
(IFCC)
ALP：alkaline phosphatase

静脈血：血清

凝固促進剤入

生化：酵素

どんな検査か

通常は肝臓、小腸、胎盤、骨などに多く存在する酵素。肝臓・胆道の疾患や骨病変（がんの骨転移を含む）があると高値となるため、これらが疑われる場合に検査する

かかわる科

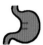

消化器　腎泌尿器　整形外科　血液内科　内分泌

など

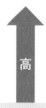

高

重要

肝臓・胆道疾患
- 胆道閉塞、胆汁うっ滞
- 肝がん

急性・慢性骨疾患
- 転移性骨腫瘍

甲状腺機能亢進症
副甲状腺機能低下症
慢性腎不全
骨髄腫

基準値 38〜113 U/L

あわせてCheck
AST、ALT、γ-GT、Alb、TP、Ch-Eなど

観察のポイント

- バイタルサイン（呼吸状態、意識レベル、血圧低下）
- 倦怠感の有無
- 黄疸の有無
- 排便状況（下痢・便秘の有無、便の色）
- 瘙痒感の有無
- 栄養状態（亜鉛・マグネシウム不足、アルコール摂取の有無）
- ADL 低下の有無
  →肝性脳症などによって意識障害が生じ、ADL が低下する。

（田尻尚子）

ロイシン
アミノペプチダーゼ

LAP：leucine aminopeptidase

静脈血：血清

凝固促進剤入

生化：酵素

どんな検査か

タンパク質を分解する酵素。肝臓・腎臓・胆嚢に多く含まれるため、これらの臓器にかかわる疾患を疑う場合に検査される

かかわる科

消化器

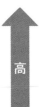

など

重要	胆道疾患	
	●がん、結石、炎症による 　胆道狭窄・閉塞	
	肝臓疾患	
	●急性肝炎　●慢性肝炎	
	●肝硬変、肝がん	

高

注意 妊娠後期

基準値 35〜73 U/L

あわせてCheck
ALP、γ-GT、AST、ALT

観察のポイント

●バイタルサイン（体温）　●腹痛・腹部膨満感の有無

●浮腫の有無　　　　　　　●黄疸の有無

●食事内容（飲酒量、食事摂取量、タンパク質・塩分量）

●排便状況

　→胆汁のうっ滞により、十二指腸への排泄が滞って便秘になりやすい。

（田尻尚子）

γ-グルタミル
トランスペプチダーゼ

γ-GT：γ-glutamyl transpeptidase

静脈血：血清

凝固促進剤入

生化：酵素

どんな検査か

肝臓・腎臓・膵臓に多く存在する酵素（小腸、脳、心臓などにも存在している）。アルコールや薬剤などで誘導され、上昇する

かかわる科

循環器　消化器

など

高

| 重要 | アルコール性肝障害 |
●脂肪肝　●慢性肝炎
●肝硬変

胆汁うっ滞性肝障害
●胆道閉塞

薬剤性肝障害

膵頭部がん

★アルコール性肝障害の場合は他の肝機能検査（AST、ALT、ALP、LDH）にも異常を認める

基準値

男性：13~64 U/L
女性：9~32 U/L

【要報告値】
≧500 U/L

あわせてCheck
AST、ALT、LAP、ALP、LDH

観察のポイント

●バイタルサイン（発熱、呼吸困難、意識障害の有無）　●倦怠感の有無
●生活環境・栄養状態（飲酒量、タンパク質・塩分量など）
●内服薬
　→薬剤性の肝障害は、どのような薬剤も原因となりうるため、健康食品やサプリメントも含めた内服薬の確認が重要となる。

もっと詳しく！ γ-GTとAST・ALT、LAP・ALPの関係

γ-GTとAST・ALT

- γ-GTは、アルコールにより酵素誘導されるため、アルコール性肝障害の指標として用いられる。

- アルコール性肝障害の場合は、他の肝機能検査（AST、ALT、ALP、LDH）にも異常を認める。

　→γ-GTは、肝臓や胆道に疾患がある場合、ASTやALTなどよりも早く異常値を示す傾向にある。

γ-GTとLAP・ALP

- γ-GTとLAP・ALPは胆道系酵素と呼ばれる。

　→3つの酵素はともに上昇することが多い。

- ALPは骨疾患（くる病など）でも上昇するが、LAPは上昇しない。

- 上記から、LAPとALPがγ-GTと一緒に上昇していれば肝臓・胆道系の疾患、ALPのみ上昇していれば骨疾患が考えられる。

（田尻尚子）

コリンエステラーゼ

Ch-E：cholinesterase

静脈血：血清

凝固促進剤入

生化：酵素

どんな検査か

肝臓でつくられ、神経伝達物質の一種を分解する酵素（アセチルコリンエステラーゼ）と脂質代謝に関与すると考えられる酵素（偽性コリンエステラーゼ）の2種類が存在する。偽性コリンエステラーゼは、肝機能障害の程度や、栄養状態の判断指標として検査される

かかわる科

消化器　　腎泌尿器　　内分泌

など

高		
重要 ネフローゼ症候群 糖尿病	**注意** 脂肪肝 ★合成能の亢進により 高値となる	

基準値　男性：240〜486 U/L
　　　　　　女性：201〜421 U/L

あわせてCheck
Alb、T-cho、PTなど

低		
重要 肝疾患 ●肝硬変・劇症肝炎 ●肝がんなど ★肝細胞の合成能力低下 による 全身消耗性疾患	**注意** 有機リン中毒 ★コリンエステラーゼ 活性を阻害する	

観察のポイント

●バイタルサイン（発熱の有無）
●安静を保てているか（低値の場合）
●栄養状態、食事摂取量
●合併症（腹水、浮腫、意識障害）の有無

（田尻尚子）

アミラーゼ

Amy：amylase

どんな検査か

膵臓と唾液腺でつくられ、デンプンを分解する酵素。膵炎や唾液腺炎を疑う既往・症状などがある場合に検査される

かかわる科

消化器	耳鼻	腎泌尿器	内分泌

など

高

重要 膵疾患
●膵炎 ●膵がん
急性耳下腺炎

注意 外科手術後　腸閉塞
ショック　腎不全
マクロアミラーゼ血症
など
★免疫グロブリンとアミラーゼが結合したものをマクロアミラーゼという

基準値 44~132 U/L　【パニック値】≧900 U/L

あわせてCheck
Lip

低

重要 膵疾患末期
高度の糖尿病
肝硬変

注意 膵切除後

観察のポイント

●バイタルサイン（発熱、血圧低下、呼吸困難）　●チアノーゼ
●腹痛（特に上腹部）、背部痛、腰痛の有無　●悪心、嘔吐の有無
●尿量　●意識レベル　●ショック徴候の有無（→ p.66）

（田尻尚子）

クレアチンキナーゼ

CK：creatinekinase

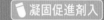

静脈血：血清

凝固促進剤入

生化：酵素

どんな検査か

通常は筋肉・脳に多く存在する酵素で、筋肉（特に心筋）や脳が損傷すると高値となる。急性心筋梗塞や筋炎、脳血管障害を疑う場合に検査する

かかわる科

循環器　整形外科　脳神経

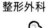

など

> 脳・中枢神経由来のCK-BB、心筋由来のCK-MB、骨格筋由来のCK-MMという3種類のアイソザイム（酵素のタイプ）がある

高

重要　心疾患
●心筋梗塞　●心筋炎
●心房細動など
筋疾患
●進行性筋ジストロフィ
●多発性筋炎　●外傷など
脳神経疾患
●脳血管障害　●脳損傷など

注意　動脈塞栓
術後
頻回な筋肉注射
筋肉疲労
●激しい運動後の筋
肉痛

基準値　男性：59〜248 U/L
女性：41〜153 U/L

【要報告値】
≧500 U/L

あわせてCheck
cTnT

観察のポイント

- バイタルサイン（血圧低下、呼吸困難）
- 胸痛、不整脈の有無
- 意識レベル
- ADL（麻痺、ふらつき、転倒歴）
- 睡眠状況

もっと詳しく！ 「CKとAST・ALT」との関係

- CKは、筋肉に多く存在する酵素で、筋細胞のエネルギー代謝に重要な役割をはたす。そのため、筋肉の障害により、血液中のCKは高値になる。

  →特に、急性心筋梗塞や進行性筋ジストロフィでは、著しく高値になる。

  →運動（ジョギングなどの軽い運動でも）によって容易に高値となり、それが数日間続く。検査数日前はなるべく運動を控えたほうがよい。

- ASTやALTも、心筋・肝臓・骨格筋・腎臓などに多く存在し、これらの組織の破壊を反映して上昇する。心疾患などの有力な指標となる。

  →心筋梗塞の場合、AST・ALTは、CKとともに上昇する。

（田尻尚子）

リパーゼ

Lip：lipase

静脈血：血清
凝固促進剤入
生化：酵素

どんな検査か

脂肪を中性脂肪や脂肪酸などに分解する酵素。膵臓でつくられ膵液中に分泌されるため、膵実質や膵管の障害によって高値となる。急性膵炎、慢性膵炎の急性増悪、膵がんなどを疑う場合に検査する

かかわる科

消化器　腎泌尿器

など

高

| 重要 | 急性膵炎　　膵がん　　　　　　　　　慢性腎炎 |
| 慢性膵炎　　十二指腸乳頭部がん　　腎不全 |
| 膵外傷 |

基準値　11~59 U/L

あわせてCheck
Amy、CEA、CA19-9、画像検査

低

| 重要 | 慢性膵炎（膵機能荒廃期）　　膵全摘術後　　など |
| 膵がん末期 |

観察のポイント

- バイタルサイン（発熱、血圧低下、呼吸困難）　　● チアノーゼ
- 腹部（特に上腹部）、背中、腰痛の有無
- 悪心、嘔吐の有無　　● 尿量減少　　● 意識レベル
- ショック徴候の有無
  - →膵実質が障害された場合、リパーゼやアミラーゼが高値となる。その場合、急激なバイタルサイン変調が生じ、ショック状態に移行しやすい。

（田尻尚子）

心筋トロポニンT

cTnT：cardiac troponin T

どんな検査か

心筋に存在するタンパクで、筋肉の収縮をコントロールしている。 心筋が損傷すると循環血液中に漏出し、検出される。 急性心筋梗塞などの心筋障害が疑われた場合に検査する

かかわる科

循環器

★トロポニンは、TnT（トロポニンT）、TnI（トロポニンI）、TnC（トロポニンC）の3種類ある。 そのうち、cTnTとcTnIは心筋特異性が高い

高

重要 　心筋梗塞
　　　　心筋炎

心筋梗塞が疑わしい場合、初回採血で基準値を示したときは、時間をおいて再検査を行い、2ポイント差で計測することが有効

基準値 　0.1ng/mL以下

あわせてCheck
CK

観察のポイント

● バイタルサイン（呼吸困難、血圧低下、チアノーゼ）
● 心電図（尖鋭 T 波、ST 上昇、T 波陰転）
　→ T 波の陰転は、発症後数時間〜数日で完成する。
● 血液検査（心筋マーカー）

問診のポイント

● いつから症状が出たか

【胸痛について】

● 急に痛くなったのか、徐々に痛くなったのか

● 何をすると痛みが強くなり、何をすると痛みが和らぐのか

● どのような痛みか（ズキンズキン、チクチク、焼けるような）

● 痛みが違う場所に移るか、痛みはどこに広がるか

● 痛みのほかに症状はあるか

● いつから痛むか、どのくらい痛みが続いたか、痛みに波はあるか

もっと詳しく！　「心筋マーカー」って？

● cTnTは、心筋の筋原線維を構成するタンパク質の一部である。心筋が損傷した場合、迅速に血中に逸脱して心筋損傷の指標となる。

　→出現のタイミングは、3〜8時間から上昇し始め、約12〜18時間で最初のピークに達し、4〜5日後に第2のピークに達する。

　→正常化するまでに1〜2週間かかるので、梗塞後数日経過しても検出可能である。

● cTnTの他に臨床で使われる心筋マーカーは、以下の3つである。

　→CK-MB（クレアチニンキナーゼMB）：発症後4〜6時間で上昇し、12〜24時間にピークに達し、2〜3日後に正常化する。

　→H-FABP（心臓型脂肪酸結合タンパク）：発症後1時間で上昇し、5〜10時間でピークに達する。迅速定性キット（ラピチェック®）が市販されている。

　→Mb（ミオグロビン）：発症後1〜3時間で上昇する。

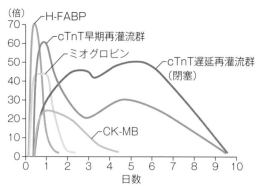

Seino Y, et al. Pathophysiologica
analysis of TroponinT release kinetics
in evolving ischemic myocardial injury.
Jpn Circ J 1996；60：265-276.

（田尻尚子）

グリコアルブミン

GA：glycoalbumin

静脈血：血清

凝固促進剤入

生化：糖代謝

どんな検査か

アルブミンのうち、糖化アルブミン（グルコースと結合したアルブミン）の占める割合を調べる検査。2～3週間の平均的血糖コントロールの指標となる

かかわる科

内分泌　　消化器　　脳神経

など

| 高 | 重要 | 糖尿病 | 注意 | 慢性肝疾患
内分泌疾患
中枢神経疾患
肥満 |

基準値

11.6～16.4%
＊採血時点から過去2週間の血糖コントロールを推測できる
＊治療を始めた直後や薬を変更した直後に効果をすぐに確認できる
＊食後の短時間の高血糖も結果に反映される

あわせてCheck
BS、HbA1c

| 低 | 重要 | 高インスリン血症 | 注意 | 副腎皮質機能低下症 |

観察のポイント

- ●バイタルサイン　●食生活の状況、体重増加の有無
- ●血糖コントロール状態
  - →低血糖症状の有無（冷汗、ふるえ、空腹感、あくび、意識喪失など）
  - →高血糖症状の有無（空腹感、口渇感、頻尿、易感染、創部治癒遅延など）

（安江　希）

ナトリウム

Na：natrium

静脈血：血清

凝固促進剤入

生化：電解質

どんな検査か

血清中のナトリウムイオン濃度を調べる検査。体液の浸透圧や酸塩基平衡の維持にかかわるため、脱水や意識障害、けいれんなどがあればNaをチェックする

かかわる科

循環器　　内分泌　　消化器　　腎泌尿器

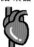   　など

高

重要	水分喪失・脱水症

●下痢　●嘔吐

尿量増大
●利尿薬　●尿崩症

Na過剰摂取
アルドステロン症
クッシング症候群

基準値　138～145mmol/L

【パニック値】
≦110mmol/L　≧160mmol/L

あわせてCheck
K、Cl

低

重要	ナトリウム喪失

●下痢　●嘔吐　●熱傷
心不全
肝硬変

ネフローゼ症候群
腎不全
アジソン病
甲状腺機能低下症
SIADH*

観察のポイント

●全身状態（息切れ、倦怠感、けいれんの有無など）　●バイタルサイン（血圧）
●体重の増減　●水分摂取状況　●浮腫や腹水の有無　など

（實藤純子）

＊SIADH(syndrome of inappropriate secretion of ADH)：抗利尿ホルモン不適合分泌症候群

カリウム

K：kalium

どんな検査か

血清中のカリウムイオン濃度を調べる検査。体液の浸透圧や神経興奮・筋収縮などにかかわるため、心電図異常や脱力があればまずKをチェックする

かかわる科

循環器　　内分泌　　消化器　　腎泌尿器

など

	高

重要　腎不全　アジソン病
　　　　アルドステロン症
　　　　脱水　利尿薬

基準値　3.6～4.8mmol/L

【パニック値】
≦2.4mmol/L　≧6.0mmol/L

あわせてCheck
Na、Cl、Mg

重要　アルカローシス
　　　　K喪失
　　　　●下痢　●嘔吐　●熱傷
　　　　K摂取不足

低

観察のポイント

- バイタルサイン（徐脈、頻脈の有無）
- 心電図モニター（不整脈）
  → 高K血症ではT波の増高が生じる。
- 全身状態・呼吸状態の観察
- 知覚障害（しびれ、脱力感など）の有無　など

（實藤純子）

クロール

Cl：chloride

静脈血：血清

凝固促進剤入

生化：電解質

どんな検査か

血清中の塩素イオン濃度を調べる検査。 Naとともに体液の浸透圧や酸塩基平衡の維持にかかわっており、Na異常があったらあわせてClのチェックも行う必要がある

かかわる科

循環器	呼吸器	消化器	内分泌	腎泌尿器
	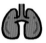			

など

高

重要 脱水症
　★下痢・嘔吐・多尿によりNaのバランスが崩れ、酸塩基平衡バランスが崩れることによって生じる
腎不全
尿細管障害
呼吸性アルカローシス
　●過換気
代謝性アシドーシス

基準値 101~108mmol/L

【パニック値】
≦70mmol/L　≧130mmol/L

あわせてCheck
Na、K

低

重要 脱水症
　★下痢や嘔吐による喪失
薬剤性（利尿薬）
急性腎不全
副腎皮質機能低下
呼吸性アシドーシス
代謝性アルカローシス

観察のポイント

●バイタルサイン（血圧・脈拍の異常、呼吸回数の異常）
●全身状態の観察
　→高値：全身倦怠感、食欲不振、悪心、頭痛、仮性球麻痺、けいれん、意識障害などが起こる。
　→低値：全身倦怠感、口渇、発熱、頭痛、落ち着きの欠如、けいれん、意識障害などが起こる。
●食事摂取状況の確認　など

もっと詳しく！　「Na・K・Cl」の関係性は？

●体液（細胞内液と細胞外液）は、陽イオン（＋の電荷をもっている）と陰イオン（−の電荷をもっている）がほぼ同数になるように調整されている。
　→NaとKは陽イオン、Clは陰イオンである。
●通常、Naが変動するときは、並行してClも変動する。
　→Na変動がないのにClのみ増加する場合は、他の陰イオン（重炭酸イオン：HCO_3^-）の減少分をまかなうためにClが増加している状態である。
●NaとKは、細胞内外で拮抗的にはたらく（バランスをとる）ことで、細胞の形状・機能を維持している。
　→NaとKのどちらかの濃度が高くなると、「高濃度のほうを薄めて濃度を同じにしよう」という作用がはたらくため、水が増加することとなる。

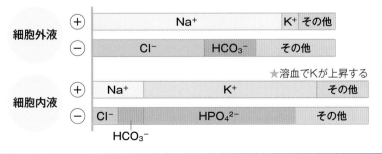

（實藤純子）

カルシウム

Ca：Calcium

静脈血：血清

凝固促進剤入

生化：電解質

どんな検査か

血清中のカルシウム（血液凝固、筋収縮や神経刺激伝導にかかわる）濃度を調べる検査。
副甲状腺機能異常・骨疾患を疑う場合はあわせてリンもチェックする

かかわる科

循環器	呼吸器	血液内科	整形外科	内分泌	腎泌尿器

など

高

重要　がんの骨転移（骨破壊）　白血病（ATL）
多発性骨髄腫　　　　　　副甲状腺機能亢進症

基準値　8.8〜10.1mg/dL

【パニック値】
≦6.0mg/dL
≧13.0mg/dL

あわせてCheck
P、Mgなど

低

重要　副甲状腺機能低下症　慢性腎不全
ビタミンD欠乏症

観察のポイント

- バイタルサイン（高値では頻脈・高血圧、低値では徐脈・低血圧）
  →不整脈も生じる。
- 心電図異常（高値では QT 短縮、低値では QT 延長）
- 全身状態（高値では頭痛・倦怠感・脱力感・悪心・嘔吐など、低値では四肢や
  口唇のしびれ・全身けいれんなど）
- 低カルシウム血症の場合、知覚異常、テタニーやトルソー徴候がみられる。

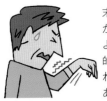

テタニー

末梢神経の興奮が高まることによる四肢の持続的な硬直。しびれを伴うこともある

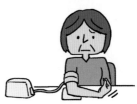

トルソー徴候

マンシェットを巻き、加圧したときにみられる。テタニーとトルソー徴候は、低Ca・低Mg・アルカローシスのときに出現する

もっと詳しく! 「Ca+○○」で、何を見抜く?

Ca(高値)+副甲状腺ホルモン i-PTH(高値)など
=副甲状腺機能亢進症

● 副甲状腺機能亢進症は、副甲状腺の腫瘍などによって副甲状腺ホルモンが過剰分泌された結果、血中Ca濃度が上昇し、さまざまな症状が引き起こされる疾患である。
　→副甲状腺が原因となる原発性と、腎不全などで生じる二次性がある。
● 典型的な症状は、高Ca血症、骨病変、尿路結石の3つとされている。
　→健診で高Ca血症が指摘されることがきっかけで発見されることもある。

Ca(高値)+腫瘍マーカー(高値)など
=がんに関連した高Ca血症

● 高Ca血症は、がんに随伴して生じることもある。
　→特に、乳がん、肺がん、多発性骨髄腫、ATL(adult T-cell leukemia/ lymphoma:成人T細胞白血病／リンパ腫)で多い。
　→入院患者の高Ca血症の原因として最も多い(進行がん患者の約20〜30%に随伴するとされる)。

Ca(低値)+骨密度(低値)など
=骨粗鬆症

● 骨粗鬆症は、骨形成(骨にCaをためる)と骨吸収(骨からCaが溶け出す)のバランスが崩れた結果、骨量が減り、骨折しやすくなった状態である。
● 低Ca血症がみられた場合、骨密度測定を行って、骨粗鬆症の有無を確認する。

(實藤純子)

リン

静脈血：血清

凝固促進剤入

生化：金属

P：phosphorus

どんな検査か

血清中のリン（骨代謝や内分泌にかかわる）の濃度を調べる検査。中心静脈栄養、腎不全、透析患者では定期的に検査する。長期間低栄養だった患者に栄養投与を開始する前にも確認する

かかわる科

呼吸器　　消化器　　腎泌尿器

など

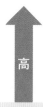

高

重要 腎不全
甲状腺機能亢進症
低カルシウム血症
副甲状腺機能低下症

注意 ビタミンD過剰摂取
★小腸からのリン吸収や骨吸収が促進されるため
腫瘍融解症候群

基準値 2.7～4.6mg/dL

あわせてCheck
Mg、Caなど

低

重要 ビタミンD欠乏（くる病）
副甲状腺機能亢進症

注意 慢性の下痢
★リンが腸管で吸収されないうちに排泄されるため

観察のポイント

● けいれん、テタニーの有無
　→低Ca血症を伴う場合は神経と筋の異常を呈する。
● 筋力低下、筋萎縮、振戦、感覚異常の有無　　● 貧血症状の有無
● ADL、食思不振の有無　　● チアノーゼ、低酸素血症の有無　　など

（田尻尚子）

マグネシウム

Mg : magnesium

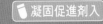

どんな検査か

血清中のマグネシウム濃度を調べる検査。 中心静脈栄養、腎不全患者への緩下薬投与時には定期的にチェックする

かかわる科

循環器　　消化器　　腎泌尿器

など

高

| 重要 | 腎不全
アジソン病
甲状腺機能低下症 |

| 注意 | マグネシウム製剤
過剰投与 |

基準値 1.9~2.5mg/dL

あわせてCheck
K、Caなど

低

| 重要 | 慢性腎盂腎炎
アルドステロン症
甲状腺機能亢進症 |

吸収不全
●腸切除、飢餓など
利尿薬投与
消化液の大量喪失

観察のポイント

- バイタルサイン（不整脈、徐脈、微弱脈、低血圧、呼吸窮迫）
- 精神状態（傾眠、嗜眠、錯乱、妄想）
- 振戦、テタニー、てんかん、反射低下
- 悪心・嘔吐、食思不振
- 心電図の変化（QT延長やブロック、心停止）　など

もっと詳しく！ 「Mg+○○」で、何を見抜く？

Mg（高値）＋eGFR（低値）
＝腎障害による高マグネシウム血症

● 食物から摂取したMgは、小腸から吸収され、腎臓で濾過される。そのため、高マグネシウム血症の原因で最も多いのは腎障害である。
　→糸球体濾過率（eGFR）が30mL/分以下でMg値が上昇するとされる。

K（低値）＋不整脈＋神経・筋症状（テタニーなど）
＝低マグネシウム血症

● 低マグネシウム血症は、高カリウム血症や、薬物（利尿薬、ジギタリス製剤など）によるMgの排泄増加、Mgの摂取不足（禁食下での輸液管理など）、腎臓での保持・消化管での吸収障害（小腸切除術後や慢性の下痢や嘔吐などによる）などが原因となって生じる。
● 低マグネシウム血症では、他の電解質異常（低カリウム血症、低カルシウム血症など）も一緒に起こりやすいため、K値やCa値にも注意が必要である。
　→低カリウム血症と低マグネシウム血症は、共通の原因（下痢、利尿薬など）で起こりうる。
　→低マグネシウム血症が原因で、低カリウム血症や低カルシウム血症が起こることもある。

（田尻尚子）

鉄

Fe：iron

静脈血：血清

凝固促進剤入

生化：金属

どんな検査か

血清中の鉄（ヘモグロビンやフェリチンと結合している）の量を調べる検査。貧血を疑う症状があったらチェックする

かかわる科

循環器	呼吸器	消化器	血液内科	整形外科	腎泌尿器

など

↑
高

重要	骨髄低形成 溶血性貧血 無効造血 輸血 鉄剤過剰投与

その他	肝炎 肝硬変 ★肝臓（鉄の貯蔵臓器）の細胞破壊により、細胞内の鉄が血中に増加するため

基準値 ｜ 40~188μg/dL

あわせてCheck
RBC、Hb、Ht、TP、Alb、
ヘプシジン、フェリチンなど

低

重要	鉄欠乏性貧血 赤血球増多症

その他	二次性貧血 ●関節リウマチ ●慢性炎症　●がん ★鉄の動員障害が生じるため
↓

観察のポイント

●バイタルサイン（SpO$_2$、頻脈）　●出血の有無

●倦怠感の有無　　　　　　　　　●生活環境（過度なダイエット、月経過多）

●食事内容（偏食、アルコール摂取の有無）

（田尻尚子）

亜鉛

Zn：zinc, serum

静脈血：血清
凝固促進剤入
生化：金属

どんな検査か

代謝調節にかかわる必須微量元素。 皮膚、味覚・嗅覚、性機能・発育の障害を認めた場合に検査する。 透析、静脈栄養・経腸栄養では欠乏しやすいため注意が必要

かかわる科

内分泌　　消化器　　血液内科　　産婦人科　　腎泌尿器

など

基準値（直接法）

80~130μg/dL

あわせてCheck
ALP、Cu

 低

重要　摂取不足
●高カロリー輸液（長期）　など

観察のポイント

● 亜鉛欠乏による症状が出現していないか
　→ 新生児：成長障害・味覚障害（味覚鈍麻）、性的成熟の遅れ、性腺機能低下症
　→ 小児・成人：乏精子症、脱毛症、免疫障害、食欲不振、皮膚炎、夜盲症、貧血、嗜眠、創傷治癒の障害、うつ状態など
● 既往歴（亜鉛欠乏を引き起こす疾患への罹患）
　→ 一部の肝不全患者（亜鉛を保有する能力が失われるため）
　→ 利尿薬投与中の患者、糖尿病、鎌状赤血球症、慢性腎不全、吸収不良・ストレス過大（敗血症、熱傷、頭部損傷など）

もっと詳しく！ 「亜鉛」で、何を見る？

「栄養指標」としての亜鉛

- 亜鉛は、多数の重要な酵素に含まれているため、タンパク合成および核酸代謝のうえで、きわめて重要な機能を営んでいる。

- 亜鉛は、動物性タンパクに広く分布しているため、通常不足することはない。ただし、絶食状態の患者に高カロリー輸液を投与している場合には、亜鉛欠乏症に注意が必要となる。

  →高カロリー輸液には亜鉛が含まれていない。

- 通常、亜鉛は主として便から排泄されるが、手術や熱傷・低栄養などの場合、尿中の排泄が著明に増加し、通常の数倍～50倍にも達するとされる。このようなとき、亜鉛の含まれない高カロリー輸液を投与し、タンパク合成が亢進すると、亜鉛の需要が増え、欠乏症となる。

- 亜鉛欠乏症の治療としては、非経口的に通常40～80mg/日補給する。

透析患者と亜鉛について

- 透析患者は、「亜鉛欠乏症になりやすい条件がそろっている」といえる。

  ①血中の亜鉛の70%は、アルブミンと結合している。アルブミン尿により低アルブミン血症となった結果、亜鉛が低下する。

  ②尿毒症毒素が体内に蓄積し、食欲不振に陥るため、亜鉛摂取量が不足する。

  ③高リン血症を発症した場合、リン吸着剤を服用するため、亜鉛の吸収も低下する。

  ④透析液への亜鉛やアルブミンの喪失が生じる。

  ⑤亜鉛キレート形成薬剤（利尿薬、降圧薬など）の投与が行われている。

- 透析患者に対しては、積極的な亜鉛補充が行われている。

（中島嘉南子）

梅毒血清反応

STS：serological test for syphilis

静脈血：血清

凝固促進剤入

免疫：感染症

どんな検査か

梅毒感染の有無を調べる検査。 STSはスクリーニング検査で、梅毒トレポネーマに交差反応を示すリン脂質に対する抗体を検出する検査。 診断は、TP（トレポネーマ）に対する抗体を検出する方法（トレポネーマ法）と組み合わせて行われる

かかわる科

| 循環器 | 呼吸器 | 消化器 | 血液内科 | 整形外科 | 耳鼻 | 腎泌尿器 |

など全科

陽性

梅毒感染
★STSのみ陽性の場合は「感染初期または疑陽性」
★STS・TPHAともに陽性の場合は「感染中」
★TPHAのみ陽性の場合は「治療後（まれにTP疑陽性）」

基準値

陰性
★STS・TPHAともに陰性でも感染早期の可能性は否定できない
★沈降反応をみる「ガラス板法・凝集法」、間接凝集反応をみる「RPR法」、PHA法で確認する「TPHA」がある

【要報告値】
強陽性
STS　≧16倍

観察のポイント

感染予防の教育と指導、治療に伴う看護を行う。 梅毒トレポネーマは体液に含まれており、非感染者の粘膜や傷口などと直接接触することで感染する

● バイタルサイン
　（血圧、脈拍、体温）
● 皮膚症状（バラ疹など）
● 口内炎の有無

（安江　希）

A型肝炎ウイルス

HAV：hepatitis A virus

どんな検査か

経口感染を示すA型肝炎ウイルスへの感染の有無を調べる検査。感染直後に現れるIgM-HA抗体と、感染後しばらくしてから現れるIgG-HA抗体（中和抗体）がある

かかわる科

消化器

など

陽性

A型肝炎
★IgM-HA抗体が陽性なら「急性A型肝炎」
　IgG-HA抗体が陽性なら「過去の感染（感染の既往）」

基準値　　陰性

観察のポイント

● バイタルサイン（血圧、脈拍、体温）

● 倦怠感、食欲不振の有無

● 眼球や皮膚の黄染の有無

二次感染予防が重要

（安江　希）

83

B型肝炎ウイルス

HBV：hepatitis B virus

静脈血：血清

凝固促進剤入

免疫：感染症

どんな検査か

体液を介して感染するB型肝炎ウイルスへの感染の有無を調べる検査。HBs抗原（ウイルスの表面抗原）、HBs抗体（HBs抗原に対する抗体）、IgM-HBC抗体（急性感染の指標）、HBe抗原（ウイルス被殻部抗原）、HBe抗体（HBe抗原に対する抗体）、HBV-DNA（ウイルス量の測定）などがある

かかわる科

循環器　　呼吸器　　消化器　　血液内科　　整形外科　　耳鼻　　腎泌尿器

 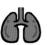

など全科

陽性

B型肝炎
★HBs抗原：HBV感染状態
　→スクリーニング検査、抗ウイルス療法の治療効果・予後判定。感染超急性期では陰性
★HBs抗体：過去のHBV感染（既往感染）
　→感染防御のめやす、再活性化のスクリーニング
★IgM-HBC抗体：急性肝炎疑いで検査すべき

★HBe抗原：無症候性キャリア（免疫寛容期）
　→活動性肝炎。一般に血中ウイルス量は少なく、感染力は弱い
★HBe抗体：非活動性肝炎
　→非活動性キャリア。一般に血中ウイルス量は少なく、感染力は弱い
★HBV-DNA：血中HBV量
　→抗ウイルス療法の適応・治療効果の判定

基準値　　陰性

【要報告値】
HBs抗原陽性
かつALT≧300 IU/L

あわせてCheck
ALT

観察のポイント

●バイタルサイン（血圧、脈拍、体温）

二次感染予防が重要

●倦怠感、食欲不振、悪心・嘔吐の有無

●眼球・皮膚の黄染の有無

（安江　希）

C型肝炎ウイルス

HCV：hepatitis C virus

静脈血：血清
凝固促進剤入
免疫：感染症

どんな検査か

体液を介して感染するC型肝炎ウイルスへの感染の有無を調べる検査。 HCV抗体（感染後につくられる抗体）、HCV-RNA（HCVの遺伝子）定量検査がある。 感染が判明したら治療方法選択のため遺伝子型を調べる

かかわる科

循環器	呼吸器	消化器	血液内科	整形外科	耳鼻	腎泌尿器

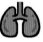

など全科

高

C型肝炎
★HCV抗体定性：陽性なら「感染中または過去の感染」
　→スクリーニングに利用
★HCV-RNA定量では「ウイルス量」を把握

基準値　　陰性

【要報告値】
HCV抗体陽性
かつALT≧300 IU/L

あわせてCheck
ALT

観察のポイント

●バイタルサイン（血圧、脈拍、体温）
●倦怠感の有無
●悪心・嘔吐の有無

二次感染予防が重要

もっと詳しく！「ウイルス性肝炎」の種類と特徴

	A型肝炎	B型肝炎	C型肝炎
感染経路	経口（生の貝など）	血液・体液	血液・体液
核酸	RNA	DNA	RNA
潜伏期間	2～6週	40～150日	15～180日
特徴	終生免疫獲得 慢性化しない 集団感染しやすい	成人のキャリア化はまれで一過性。劇症肝炎をきたすことがある。母子感染はキャリア化する。キャリアは慢性化、肝硬変、肝がんの進展やウイルス再活性化に注意	輸血後肝炎 慢性化しやすい 肝硬変・肝がんに進展する
予防	γグロブリン ワクチン	ワクチン	感染予防対策

ケアのポイント

- 感染予防が重要である。二次感染に注意する。
  - →注射針やカミソリについた血液の取り扱いに注意する。血液・分泌液はビニール袋などに包み、密閉して廃棄する。
  - →日用品は専用とし、貸し借りをしない。
  - →口移して食べ物を与えたり、もらったりしない。
  - →B型・C型の場合は、性交やキスにより感染が起こることがある。
  - →排泄後の手指衛生を徹底する。
- 肝細胞の再生を図るため、安静・休養をとり、栄養と酸素を十分送るようにする。
  - →飲酒・喫煙・疲労を避け、高タンパク高カロリー食とし、過食を慎み、バランスのよい食事を摂る。

（安江　希）

臨床検査技師からのワンポイントアドバイス

定性検査とは

定性検査は、検体内に「目的とする物質が含まれているか」を調べ、結果が「陽性/陰性」で表現されるもの、と考えると理解しやすい。

試薬や試験紙などを用いて簡便に検査できるものもあり、スクリーニング目的で行われることが多い。

定量検査とは

定量検査は、検体内に「含まれている物質の量」を調べ、結果が「数値」で表現されるもの、と考えると理解しやすい。

定量検査は、定性検査で陽性となった場合に実施される検査で、専門的な機器を用いて行われる。

なお、検体中に含まれている物質のおおよその濃度・割合などを調べる「半定量検査」というものもある。半定量検査の結果は「＋、2＋、3＋」などと表現される。

ヒト免疫不全ウイルス

HIV : human immunodeficiency virus

どんな検査か

HIVへの感染の有無を調べる検査。スクリーニングではHIV抗原・HIV抗体を同時に検査し、いずれかが陽性であれば、HIV遺伝子検査を行って確定診断を行う

かかわる科

循環器	呼吸器	消化器	血液内科	整形外科	耳鼻	腎泌尿器

など全科

陽性

HIV感染
★スクリーニング検査で陽性になったら、確認検査（ウエスタンブロット法、RT-PCR法）を行って診断する
★ウエスタンブロット法：HIVスクリーニング検査陽性時の確認検査として行う
　→感度が低いため、感染初期で抗体が十分量産生されていない時期には判定に注意を要する
★RT-OCR法：HIV-1のRNAを検出する検査。抗原・抗体より早期からウイルスを検出でき、病勢を反映する

基準値　　陰性

【要報告値】
HIV 1/2抗体
陽性・保留

観察のポイント

●バイタルサイン
　（発熱、血圧、脈拍、体温）
●咳・喀痰・息切れの有無

> 主に血液・精液・腟分泌液・母乳などを介して粘膜から感染する。健康な皮膚から感染することはないが、傷のある場合などはリスクが高まるため注意する

（安江　希）

腫瘍マーカー
（CEA　CA19-9　AFP　PSA）
tumor markers

静脈血：血清

凝固促進剤入

免疫：腫瘍マーカー

どんな検査か

主に、がん細胞が産生するタンパク質（がん関連抗原、糖鎖抗原、アイソザイム、遺伝子、抗体）を測定する検査。がんの判断のための補助検査の1つとなる

かかわる科

呼吸器　　消化器　　腎泌尿器　　内分泌　　産婦人科　　小児科

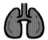   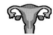

など

高

CEA
大腸がん　甲状腺がん　胃がん　肺がん　乳がん
胆道がん　膵がん　胃細胞がん
子宮内膜がん　卵巣がん　など

CA19-9
直腸がん　結腸がん　膵がん　胆嚢がん
胃がん　など

AFP
急性肝炎　肝硬変　肝細胞がん　乳児肝炎
肝芽腫　など

PSA
前立腺がん　前立腺肥大　など

基準値

CEA	5ng/mL以下
CA19-9	37 U/mL以下
AFP	10ng/mL以下
PSA	4ng/mL以下

88

観察のポイント

● 治療による副作用
● ストレス、精神状態、ボディイメージの変容に伴う心理・社会的問題
→検査値が高値となった場合に注意が必要となる。

治療法	主な副作用
抗がん剤治療	悪心・嘔吐、味覚・嗅覚の変化、脱毛、白血球減少による感染・出血、倦怠感、口内炎、下痢、便秘、手足のしびれ、浮腫・筋肉痛、頭痛、微熱・悪寒など
手術療法	疼痛、出血、感染、縫合不全など
放射線療法	疲労感、食欲不振、皮膚の発赤、悪心・嘔吐、下痢、口内炎、脱毛
がん免疫療法	間質性肺炎、重症筋無力症、心筋炎、筋炎、横紋筋融解症、腸炎、Ⅰ型糖尿病、肝炎、造血障害、溶血性貧血、内分泌疾患、腎障害、皮膚障害などさまざまな自己免疫疾患

もっと詳しく！ 「がん治療と主な副作用」の関係

（安江　希）

甲状腺刺激ホルモンとFT₃・FT₄

TSH：thyroid stimulating hormone
FT₃：free triiodothyronine ／ FT₄：free thyroxine

静脈血：血清

凝固促進剤入

免疫：ホルモン

どんな検査か

TSHは脳（下垂体）から分泌され、甲状腺に作用し、T₃・T₄の分泌を刺激するホルモン。T₃・T₄はエネルギー代謝や糖代謝、タンパク合成などを担う甲状腺ホルモン。甲状腺機能異常を疑う場合に検査される

かかわる科

内分泌　血液内科　耳鼻　腎泌尿器

など

★ 細胞内に入って活性を示すのは、結合タンパク質と分離したFT₃（遊離T₃）・FT₄（遊離T₄）である。検査では、結合タンパク質の影響を受けないFT₃・FT₄を直接測定するのが一般的

高	重要	TSH	甲状腺機能低下症
		FT₃、FT₄	甲状腺機能亢進症
	注意	TSH	甲状腺全摘後、TSH産生腫瘍、慢性甲状腺炎
		FT₃	甲状腺ホルモン不応症など
		FT₄	亜急性甲状腺炎、甲状腺ホルモン過剰投与など

基準値
TSH：0.5〜5μIU/mL
FT₃：2.3〜4pg/mL
FT₄：0.9〜1.7ng/dL

低	重要	TSH	甲状腺機能亢進症
		FT₃、FT₄	甲状腺機能低下症
	注意	TSH	中枢性甲状腺機能低下症
		FT₃	T₄-T₃転換抑制、TBG減少
		FT₄	TBG減少、T₄結合阻害

観察のポイント

- バイタルサイン（発熱、頻脈、不整脈）
- 眼症状、倦怠感、無気力感、皮膚の乾燥、発汗減少（低値の場合）
- 水分出納
- 動悸、発汗、頻脈、眼球突出、手指の振戦（高値の場合）
- 抗甲状腺薬の副作用　など

もっと詳しく！　「TSH・T₃・T₄」の関係性

- TSHは、成長や基礎代謝を亢進させるはたらきをもつ。
  - →経口摂取したヨウ素が腸管から吸収され、甲状腺でチロシンと結合してT₄・T₃に変換され、甲状腺のグロブリンと結合してサイログロブリンとなって蓄えられる。
- 甲状腺ホルモンは、T₄（テトラヨードサイロニン：サイロキシン）の形で分泌された後、肝臓や腎臓でT₃（トリヨードサイロニン）に変換される。
  - →脱ヨード酵素により、4個あったヨードのうち1個が外される。
- T₃は、強力な生理活性を示し、体温・成長・心拍数など、体内のほぼすべての恒常性の維持に関与している。
  - →成長期には特に重要で、欠乏すると発育が遅延する。
  - →酸素消費を増加させて体内での熱発生を促進するはたらき、心拍数や心臓の収縮を増加させて血圧を上げるはたらき、タンパク合成・エネルギー産生・脂肪の合成と分解の促進など、物質の代謝に深くかかわる。

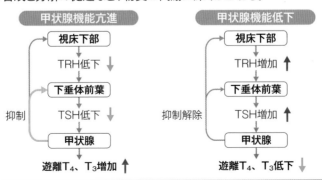

（藤本由紀子）

N末端プロ脳性ナトリウム利尿ペプチド

NT-proBNP：n-terminal pro brain natriuretic peptide

静脈血：血清

凝固促進剤入

免疫：ホルモン

どんな検査か

主に心臓（心室）から分泌される利尿ホルモン。BNP（→p.101）と同じ量で分泌される。腎臓でしか代謝されないため、心機能と腎機能を反映する

かかわる科

循環器　腎泌尿器

など

高

重要　心不全
心筋梗塞
心肥大
慢性腎不全

基準値　125pg/mL以下

観察のポイント（心不全）

●バイタルサイン
（呼吸数増加、頻脈、SpO₂低下）
●呼吸困難、ラ音の有無
（左心不全からくる肺うっ血による症状）
●浮腫の有無
（右心不全からくる下腿浮腫）

> うっ血性心不全では、利尿薬投与、食生活の指導（水分・塩分制限、禁酒・禁煙）、心臓に負担をかけない生活の指導（入浴方法、運動）が重要となる

NT-proBNPとBNPの違い

- 心筋細胞の負荷が増加すると、proBNPの産生が促進される。ProBNPは、BNPとNT-proBNPに切断されて血中に分泌される。

   →心筋細胞中のpre-proBNPが、前駆体であるproBNPに変換され、血液中に逸脱する際に酵素が働き、BNPとNT-proBNPに等モル生産される。

- BNPは生理活性（利尿作用など）をもつが、NT-proBNPは生理活性をもたない。

- 両者とも腎機能の低下に合わせて血中濃度が上昇する。特にNT-proBNPはほとんどが腎臓からの排泄に依存しているため、軽度の腎機能低下でも影響を受ける。

- BNPとhANPは、どちらも心臓から分泌されるホルモンで、水分を体外に出す「利尿作用」や、血管を拡張して血圧を下げる「降圧作用」など、心臓の負荷を軽減する役割をはたしている。

   →BNPは心室由来、hANPは心房由来のホルモンである。

- そのため、何らかの要因で心臓に負荷がかかったとき、心臓は、自らBNPやhANPを分泌して負荷をやわらげようとする。

- 心不全の重症度を最も鋭敏に反映するのは、血中で安定性のよいNT-proBNPである。

   →鋭敏さは、「hANP<BNP<NT-proBNP」とされている。

- NT-proBNPは血清で測定でき、採血後の検体保存安定性も良好である。他の生化学検査と同じスピッツで測定でき、追加検査も可能であることなど、患者の負担が軽減できる。

（中島嘉南子）

1

NT-proBNP

血糖用スピッツ

（解糖阻止剤：NaF、抗凝固剤：EDTA入り）を用いる検査

1 スピッツの特徴

- 糖代謝の検査に用いる検体は、解糖阻止剤（フッ化ナトリウム：NaF）と抗凝固剤（EDTA-2K）が入った専用採血管を用いて採取する。
- 赤血球は、検体中のグルコース（血糖）を解糖系に利用し、低下させる。NaF は、解糖系の酵素を阻害し、グルコースの低下を防ぐ作用をもつ。
  - →東京都済生会中央病院では、血糖値も HbA1c も「灰色キャップのスピッツ」を用いて採血している。HbA1c 専用のスピッツを使っている施設もある。

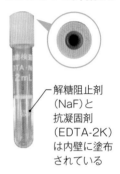

スピッツの外観(例)

解糖阻止剤（NaF）と抗凝固剤（EDTA-2K）は内壁に塗布されている

糖代謝を調べる検査

生化学検査

糖代謝の検査

- 血糖値
  - 空腹時血糖
  - 随時血糖
  - OGTT
- 血糖コントロール指標
  - ヘモグロビンA1c(HbA1c)
  - グリコアルブミン(GA) ← 生化・感染症用スピッツを使用

2 「糖代謝の検査」に関する注意点

● 血糖検査は、血糖値測定（随時血糖、空腹時血糖、75g 経口ブドウ糖負荷試験）とヘモグロビン A1c（HbA1c）、グリコアルブミン（GA）に分けられる。

→ HbA1c：血液中で酸素を運ぶ「ヘモグロビン」にグルコースが結合した物質で、過去1～2か月の血糖コントロールの状態がわかる。HbA1c は、糖尿病治療の貴重な情報源となる。

→ GA：血液中の主要タンパク質である「アルブミン」が、どれくらいの割合でグルコースと結合しているかを調べる検査で、過去2～3週間の血糖コントロールを示す指標となる。比較的短時間の血糖値の変化と、食後高血糖を反映しやすい。

● 糖尿病の「診断」は、これらの検査値を総合的にみて確定される。

血糖検査の種類

空腹時血糖	●検査当日の「朝食を抜いた状態」で測定した血糖値 ●126mg/dL 以上ある場合「糖尿病型」と診断
随時血糖	●食後からの時間を決めない状態で測定した血糖値 ●200mg/dL 以上ある場合「糖尿病型」と診断
OGTT （ブドウ糖負荷試験）	①検査当日まで「10時間以上絶食した空腹状態」の血糖値を測定 ②ブドウ糖液を飲んだ30分・1時間・2時間後の血糖値を測定 ●2時間値200mg/dL 以上ある場合「糖尿病型」と診断

（安江　希）

血糖

FPG：fasting plasma glucose

静脈血：血漿

NaF・EDTA入

生化：糖代謝

どんな検査か

血中に含まれるブドウ糖の濃度を調べる検査。糖尿病の確定診断や経過をみる目的で検査される

かかわる科

| 内分泌 | 消化器 | 脳神経 | 腎泌尿器 |

など

高

| 重要 | 糖尿病 | 注意 | 慢性肝疾患
肥満
内分泌疾患
中枢神経疾患 |

基準値
（空腹時）

70～109mg/dL

【パニック値】
≦50mg/dL
≧500mg/dL

【要報告値】
≧300mg/dL

あわせてCheck
GA、HbA1c

低

| 重要 | 高インスリン血症 | 注意 | 副腎皮質機能低下症 |

観察のポイント

- バイタルサイン（血圧、脈拍、体温）
- 食生活、体重増減の有無、肥満
- 低血糖症状（冷汗、ふるえ、空腹感、あくび、意識喪失）
- 高血糖症状（空腹感、口渇感、頻尿、易感染、創部治癒遅延）

（安江　希）

ヘモグロビンA1c

HbA1c：hemoglobin A1c

静脈血：全血

NaF・EDTA入

生化：糖代謝

どんな検査か

グルコースが結合したヘモグロビン（HbA1）の割合をみる検査。HbA1には、HbA1a、HbA1b、HbA1cの3種類あるが、そのうち約2/3を占めるHbA1cを調べる。糖尿病の診断や1～2か月間の血糖の経過をみる目的で検査される

1

BS／HbA1c

かかわる科

内分泌　　　消化器　　　脳神経　　　腎泌尿器

など

| | 重要 | 糖尿病 | 注意 | 慢性肝疾患
肥満
内分泌疾患
中枢神経疾患 |

高

基準値　4.7～6.2%

あわせてCheck
GA、FPG

低　重要　高インスリン血症　　注意　副腎皮質機能低下症

観察のポイント

赤血球の寿命、出血、輸血が影響して偽高値・偽低値を示すことがある

● バイタルサイン（血圧、脈拍、体温）
● 食生活、体重の状況
● 血糖コントロール状態
　→低血糖症状（冷汗、ふるえ、空腹感、あくび、意識喪失）
　→高血糖症状（空腹感、口渇感、頻尿、易感染、創部治癒遅延）

（安江　希）

アンモニア用スピッツ

（抗凝固剤：ヘパリン入り）を用いる検査

1 スピッツの特徴

- アンモニア用の検体を採取するときは「ヘパリン入り」のスピッツを用いて採血する。
  - →東京都済生会中央病院では「緑色シールキャップのスピッツ」を使用している。
- 採血後は氷冷し、すみやかに検査室に提出することが大切である。
  - →アンモニア濃度は、血漿中よりも赤血球中のほうが高いため、赤血球中のアンモニアが放出され、検体中のアンモニア濃度が上昇する。
  - →アンモニアの濃度は温度に依存するため、冷却して血漿分離する必要がある。

スピッツの外観（例）

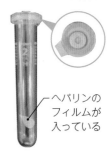

ヘパリンのフィルムが入っている

（中島嘉南子）

アンモニア

NH₃：ammonia

ヘパリン入

氷冷　生化：窒素化合物

どんな検査か

外因性（食事由来）と内因性（体内で生成）の2種類がある。アンモニアは肝臓で代謝されて尿素となり、腎臓から排泄される。高アンモニア血症はさまざまな精神神経症状を引き起こすため、肝性脳症を疑う場合に検査する

かかわる科

消化器　腎泌尿器

など

重要 重症肝障害	**注意**	過激な運動後

高

重要 重症肝障害
ショック（血流低下）
★消化管出血などで血流量が低下すると、出血した血液中のタンパク質が腸内で分解され、アンモニアになるため

注意 過激な運動後
先天性尿素サイクル
異常

基準値　15～80 μg/dL

あわせてCheck
bilなど

低

重要 低タンパク血症
貧血

排便コントロール（ラクツロース投与）、タンパク摂取制限、安静保持などが必要となる。腹水・浮腫を軽減するために、アルブミンや、アミノレバン・リーバクトなどの補給、利尿薬投与も行われる

観察のポイント（肝性脳症の場合）

●バイタルサイン（発熱、意識レベル、血圧低下の有無）

●羽ばたき振戦、異常行動の有無　　●黄疸、腹壁静脈怒張の有無

●アンモニア臭の有無　など

（中島嘉南子）

BNP 用スピッツ

（抗凝固剤：EDTA 入り）を用いる検査

1 スピッツの特徴

- BNP 測定に用いる検体には「抗凝固剤（EDTA）入り」の専用スピッツを使用する。
  - →東京都済生会中央病院では「すみれ色シールキャップのスピッツ」を使用している。
- BNP は、急性心筋梗塞、急性心不全、狭心症、高血圧、腎不全、弁膜症、慢性心不全などの判定に用いられる。
- 安静時に採血し、すみやかに検査室に搬送することが大切である。

スピッツの外観（例）

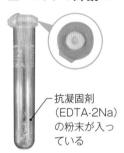

抗凝固剤（EDTA-2Na）の粉末が入っている

心不全の病態把握のめやす

BNP濃度(pg/mL)	判定	判定の意味
18.4以下	基準範囲	
18.5 ～ 39	要経過観察	軽度の心疾患の疑い
40 ～ 99	要精密検査	心疾患の疑い。把握のための精密検査
100以上	要精密検査	心不全の疑い。治療を要する。精密検査

（中島嘉南子）

脳性ナトリウム利尿ペプチド

BNP : brain natriuretic peptide

静脈血：血漿

EDTA入

免疫：ホルモン

どんな検査か

主に心臓（心室）から分泌される利尿ホルモン。心筋の伸展・負荷によって過剰に分泌されるため、心不全の診断、予後推定、治療効果判定の目的で検査される

かかわる科

循環器　　腎泌尿器

など

高

重要　心不全
　　　　心筋梗塞
　　　　慢性腎不全

基準値　18.4pg/mL以下

あわせてCheck
CK、cTnT、心エコー、
心電図（12誘導）

観察のポイント（心筋梗塞の場合）

● 胸部症状の有無（痛みや違和感のある部位、持続時間、頻度）
● 呼吸困難、チアノーゼの有無
● 心電図変化（ST変化、T波増高、異常Q波、冠性T波）
● 心臓超音波（壁運動評価）
● 心筋マーカー（CK、トロポニン）

（中島嘉南子）

その他のスピッツ

（主に外注用）を用いる検査

- ここから解説するのは、施設によって「使用するスピッツが異なる」の項目である。
  - → 院内の検査室ではなく、専門の外部委託検査会社で分析してもらう「少し特殊な項目」が多い。
- 自施設のマニュアルを確認しておくことが重要となる。

（中島嘉南子）

臨床検査技師からのワンポイントアドバイス

PCR検査とは

　PCR（polymerase chain reaction：ポリメラーゼ連鎖反応）検査とは、ウイルスに特異的な遺伝子領域を増幅することにより、検体中にウイルスが存在しているかを確認する遺伝子検査法の一種である。

　検体中の微量なウイルスを検出でき、ウイルス量を推定できるといった利点がある反面、専用の装置を必要とし、検査結果が出るまでに時間がかかるといった欠点がある。

抗原検査とは

　抗原検査は、ウイルスのタンパク質を、ウイルスに特異的な抗体を用いて検出する方法で、定性検査と定量検査がある。

　定性検査は「ウイルス抗原の有無」をみている。15分程度で分析装置がなくても測定可能な簡便な方法と、分析装置で測定する方法がある。

　定量検査は、分析装置でウイルス抗原量を測定し、定量値から生体内のウイルス量を評価する。

抗体検査とは

　抗体検査は、ウイルスに対する抗体（体内の免疫反応でつくられるタンパク質）を検出する方法である。

　症状出現から約1〜3週間後で陽性となるため、PCR検査や抗原検査のように、検査施行時点での感染を確認するものではなく、あくまで過去の感染歴を調べる検査である。

参考文献
1. 山元佳：感染症診断のための微生物学的検査 4）ウイルス感染症. 大曲貴夫, 操華子編, 感染管理・感染症看護テキスト, 照林社, 東京, 2015：84-87.

ヒト心房性ナトリウム利尿ペプチド

hANP：human atrial natriuretic peptide

静脈血：血漿

その他

免疫：ホルモン

どんな検査か

主に心臓（心房）から分泌される利尿ホルモン。腎臓に作用して利尿を、末梢血管を拡張し、降圧を促す。浮腫をきたす疾患の診断目的で検査される

かかわる科

循環器　　腎泌尿器　　内分泌

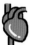

など

高

| 重要 | うっ血性心不全
腎不全
ネフローゼ症候群
本態性高血圧
心筋梗塞 |

基準値 ┊ 43pg/mL以下

低

| 重要 | 尿崩症
甲状腺機能低下症
脱水 |

注意　食塩摂取制限時

うっ血性心不全では、利尿薬投与、食生活の指導（水分・塩分制限、禁酒・禁煙）、心臓に負担をかけない生活の指導（入浴方法、運動）が重要となる

観察のポイント（うっ血性心不全の場合）

● バイタルサイン（呼吸数増加、頻脈、SpO$_2$低下）
● 呼吸困難、ラ音の有無（左心不全からくる肺うっ血による症状）
● 浮腫（右心不全からくる下腿浮腫）の有無　など

（中島嘉南子）

副甲状腺ホルモン

i-PTH：intact parathyroid hormone

静脈血：血漿

その他

免疫：ホルモン

どんな検査か

PTH（副甲状腺ホルモン）は、腎臓や骨に作用し、カルシウム（Ca）の上昇・リン（P）の低下を担うホルモンで、副甲状腺から分泌される。i-PTHは、PTHのうち分解されていないPTHのみを測定する方法で、Ca異常を認めた場合に検査される

かかわる科

内分泌　血液内科　整形外科　耳鼻　腎泌尿器

など

高

重要 原発性・続発性副甲状腺機能亢進症
偽性甲状腺機能低下症
慢性腎不全　など

基準値
（ECLIA法）　10〜65pg/mL

あわせてCheck
Ca、P、ビタミンD、カルシトニン

低

重要 突発性・術後性副甲状腺機能低下症
がんの骨転移
多発性骨髄腫
高カルシウム血症　など

観察のポイント

- バイタルサイン（体温、脈拍、血圧）
- テタニー発作、全身性強直性のけいれん発作、しびれ
- Ca血症による症状（手足のこむら返りなど）

もっと詳しく！ 「PTHとカルシウム」の関係

副甲状腺ホルモン（PTH）・ビタミンDはカルシウム（Ca）を調節する

● PTHは、副甲状腺から分泌されるホルモンで、カルシトニン（甲状腺から分泌されるホルモン）やビタミンDとともに、血液中や体液中のCa濃度を一定に保っている。

　→カルシトニンは、血液中のCa濃度が高くなると分泌が高まり、破骨細胞に作用し、Caが溶け出すのを抑制する。

　→PTHは、血液中のCa濃度が低下すると分泌が高まり、破骨細胞を活性化し、骨に含まれているCaを取り出し、腸からのCa吸収や腎からの再吸収を促進することにより、血液中のカルシウムを増やす。

● ビタミンDは、骨に存在するオステオカルシン（タンパク質）を活性化し、Caを骨に沈着させて骨形成を促す作用がある。

　→骨粗鬆症の治療薬としても使われる。

腎不全の場合はリン（P）のチェックも重要

● PTHは、腎不全が原因で生じた続発性副甲状腺機能亢進症による「腎性骨異栄養症」の評価にも用いられる。

● 副甲状腺機能低下症では、低Ca血症とともに高P血症が認められる。

　→ただし、低Ca血症と高P血症は、慢性不全でも生じる。

● 副甲状腺機能低下症と診断されるのは、「低Ca血症・高P血症をきたしているが、腎機能が低下していない」場合である。

（藤本由紀子）

レニン活性とアルドステロン

PRA：plasma renin activity/ aldosterone

静脈血：血漿

その他

免疫：ホルモン

どんな検査か

レニンは、腎から分泌される酵素で、アンジオテンシノゲンをアンジオテンシンIに変換する。アンジオテンシンIは、変換酵素によりアンジオテンシンIIに変換される。 アルドステロンは、アンジオテンシンIIの刺激により副腎皮質から分泌されるホルモンで、腎臓（遠位尿細管）に作用し、Naの再吸収とKの排出を行う。 高血圧、電解質代謝異常の診断目的で検査される

かかわる科

内分泌 血液内科 腎泌尿器 循環器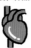

など

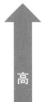

重要	レニン活性
	腎血管性高血圧
	褐色細胞腫
	アルドステロン
	原発性アルドステロン症
	ネフローゼ症候群

注意	レニン活性
	レニン産生腫瘍
	アルドステロン
	心不全
	悪性高血圧

高

基準値

レニン活性：0.2～3.9ng/mL/時
アルドステロン：30～159pg/mL

あわせてCheck
K、Na、CT、MRI、
副腎シンチ、
心臓超音波など

重要	レニン活性
	原発性アルドステロン症
	グルココルチコイド反応性アルドステロン症
	アルドステロン
	アジソン病

注意	塩分過剰摂取

低

観察のポイント（原発性アルドステロン症の場合）

- 高血圧の有無
- 手足に力が入りにくい、易疲労感の有無
  - →アルドステロンには、K の排泄作用があるため、低カリウム血症が起こりうる。
- 尿量増加の有無
  - →アルドステロンには、Na の再吸収作用がある。血中 Na が上昇すると、Na を尿から排泄しようとするため、尿量が増加する。

> 両側副腎過形成、副腎腺腫の場合、スピロノラクトン（アルダクトン®）やエプレレノン（セララ®）など、アルドステロン拮抗薬による薬物療法が行われる

もっと詳しく！ 「PRA」の見かた

数値に影響する因子
- レニン分泌は交感神経系の調節を受けるため、夜間睡眠時に比べ、早朝から昼間に高値を示す。
- 加齢とともに低下し、高齢者では低値を示す。
- 食塩摂取量・交感神経活性・薬剤などにより影響を受ける。
- アルドステロン値は体位によって変動するため、採血前30分は安静を保持する。
  - →臥位：29～159pg/mL
  - →立位：38～307pg/mL

レニン活性とレニン濃度
- レニン活性は、血漿中のアンジオテンシノゲンの増減に影響される。
  - →レニン活性は、血漿中のレニンとアンジオテンシノゲンを一定時間反応させて生じるアンジオテンシン I の量を測定するものである。
  - →レニンは、アンジオテンシノゲンというタンパクにはたらき、アンジオテンシン I に変換する。
- レニン濃度は、正確に分泌動態を把握する。
  - →レニン濃度は、活性型レニンを認識する特異抗体により、直接的に定量するので、アンジオテンシノゲンの影響を受けない。

（中島嘉南子）

プロラクチン

PRL：prolactin

静脈血：血清

その他

免疫：ホルモン

どんな検査か

脳（下垂体前葉）から分泌されるホルモンで、乳腺の発達と乳汁産生分泌を促進する。妊娠・産褥期には高値となるが、それ以外の場合に高値となるのは異常と判断される。薬剤によって高値となる場合もある

かかわる科

産婦人科 　内分泌 　神経内科 　心療科

など

高	**重要** 下垂体腫瘍 プロラクチン産生腫瘍	**注意** 甲状腺機能低下症
基準値	男性 4.29〜13.69ng/mL	閉経前女性 4.91〜29.32ng/mL 閉経後女性 3.12〜15.39ng/mL
低	**重要** 下垂体機能低下症 甲状腺機能亢進症	**注意** シーハン症候群 （下垂体梗塞） 汎下垂体機能低下症

観察のポイント（下垂体腫瘍の場合）

- 頭痛、体毛減少の有無
  - →男性では女性化乳房やインポテンスの有無、小児では成長発育遅延の有無もみる。
- 副腎皮質刺激ホルモンもあわせて低下している場合は、副腎機能不全による症状の有無もみる。
  - →副腎機能不全の症状：食欲不振、体重減少、重度の倦怠感

（中島嘉南子）

卵胞刺激ホルモン

FSH：follicle stimulating hormone

どんな検査か

脳（下垂体前葉）から分泌されるホルモンで、性腺に作用する。LH（黄体形成ホルモン）とともに性機能を評価する

かかわる科

産婦人科　　小児科

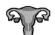

など

高

| **重要** | 多嚢胞性卵巣症候群
卵巣性無排卵症 | **注意** | ターナー症候群
クラインフェルター
症候群
閉経後 |

基準値

男性：2～8.3mIU/mL
女性：卵胞期　　3～14.7mIU/mL
　　　排卵期　　3.2～16.6mIU/mL
　　　黄体期　　1.5～8.5mIU/mL
　　　閉経期　　157.8mIU/mL以下

低

| **重要** | 下垂体腫瘍
汎下垂体機能低下症 | **注意** | 下垂体梗塞
神経性食思不振症 |

観察のポイント（多嚢胞性卵巣症候群の場合）

● 月経の状況（無月経、月経不順などの経過）

● にきび、多毛、肥満の有無

黄体形成ホルモン

LH：luteinizing hormone

静脈血：血清

その他

免疫：ホルモン

どんな検査か

脳（下垂体前葉）から分泌されるホルモンで、性腺に作用する。 FSH（卵胞刺激ホルモン）とセットで性機能を評価する

かかわる科

産婦人科　小児科

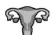

高

| 重要 | 卵巣性無月経 |
| 注意 | ターナー症候群
クラインフェルター症候群 |

基準値

男性：0.8～3.7mIU/mL
女性：卵胞期　1.8～10.2mIU/mL
　　　排卵期　2.2～88.3mIU/mL
　　　黄体期　1.1～14.2mIU/mL
　　　閉経期　5.7～64.3mIU/mL

低

| 重要 | 黄体機能不全
無排卵周期症 |

観察のポイント（黄体機能不全の場合）

- 月経周期の短縮の有無
- 不正出血（黄体期）の有無
- 不妊症、習慣性流産の既往の有無

（中島嘉南子）

もっと詳しく！ 「FSHとLH」の関係

- 視床下部から放出されるGnRH（ゴナドトロピン放出ホルモン）は、下垂体に作用してFSHとLHを分泌させる。
- FSHとLHが卵巣に作用すると、エストロゲン・プロゲステロンが分泌される。
- その結果、卵巣で「卵胞の成熟→排卵→黄体の成熟→黄体の退化」といった一連の流れが起こる。

■ FSH、LH、GnRH の関係

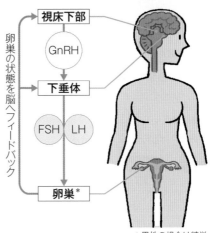

＊男性の場合は精巣

■ 排卵とホルモン量の関係

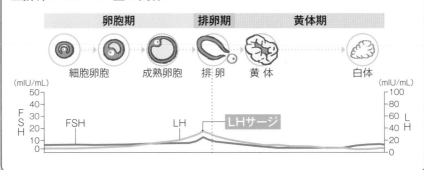

（中島嘉南子）

111

エストロゲン

estrogen

静脈血：血清

その他

免疫：ホルモン

どんな検査か

主に卵巣や精巣で形成されるホルモン。エストロン(E_1)、エストラジオール(E_2)、エリストリオール(E_3)があり、女性ではE_2が主なエストロゲンである。 卵巣機能や胎盤機能の評価のために検査する

かかわる科

腎泌尿器　　産婦人科　　内分泌

 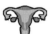

など

高	**重要** 卵巣腫瘍 副腎皮質腫瘍		**注意** 睾丸腫瘍 肝機能障害	

基準値 (E_2)	卵胞期	29～107pg/mL	妊娠前期	209～4,289pg/mL
	排卵期	36～526pg/mL	中期	2,808～28,700pg/mL
	黄体期	44～492pg/mL	後期	9,875～31,800pg/mL
	閉経期	47pg/mL以下	男性	15～49pg/mL

低	**重要** 子宮発育不全 不妊症 切迫流産	**注意** 閉経 ターナー症候群	

観察のポイント（卵巣腫瘍の場合）

- 下腹部の痛み・違和感、腹部膨満感の有無
- 不正出血の有無
- 便秘、頻尿、食欲不振の有無

★初期症状はほぼみられず、これらの症状が出たときには、すでに進行しているケースが多い

（中島嘉南子）

プロゲステロン

progesterone

どんな検査か

主に卵巣（黄体）で産生されるホルモンで、乳腺や子宮に作用する。月経周期に応じて分泌量が変動するが、妊娠が成立すると高値が維持される

かかわる科

内分泌　　産婦人科　　小児科

 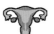

など

高

重要	妊娠 胞状奇胎

注意	先天性副腎過形成 クッシング症候群 副腎男性化腫瘍

基準値

妊娠4〜13週　13〜51.8ng/mL
　　14〜27週　24.3〜82ng/mL
　　28〜38週　63.5〜174.4ng/mL
閉経期　0.3ng/mL以下

卵胞期　0.3ng/mL以下
黄体期　2.1〜24.2ng/mL
男性　0.2ng/mL以下

> あわせてCheck
> 尿タンパク、腹部超音波

低

重要	無月経 妊娠高血圧症候群

注意	絨毛上皮腫

観察のポイント（胞状奇胎の場合）

● 妊娠初期症状（月経停止、つわりなど）の有無

● 性器出血、腹痛の有無

● 高血圧、浮腫、タンパク尿の有無

（中島嘉南子）

もっと詳しく! 「エストロゲンとプロゲステロン」の関係

- エストロゲンは卵巣から分泌され、黄体ホルモンの分泌を促進する。
  → 子宮内膜を厚くして妊娠に備えるはたらきもある。
- プロゲステロンは、黄体から分泌されて子宮内膜を発達させ、月経を起こす。
  → エストロゲンのはたらきによって厚くなった子宮内膜を軟らかく維持して妊娠
    しやすい状態にするとともに、妊娠した子宮の収縮を抑制して妊娠を維持する
    はたらきももつ。
- 両者とも、ゴナドトロピンの分泌を調整する。

妊娠と性ホルモン

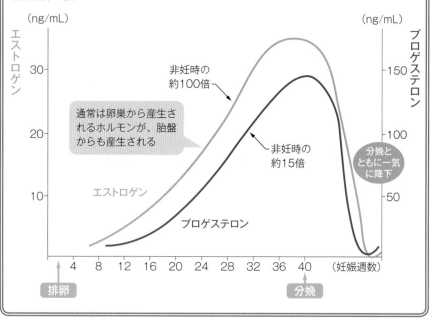

（中島嘉南子）

成長ホルモン

GH：growth hormone

静脈血：血清

その他

免疫：ホルモン

どんな検査か

脳（下垂体前葉）から分泌されるホルモンで、脂肪分解、タンパク合成、軟骨発育促進を行う。視床下部・下垂体機能の指標の1つとなる

かかわる科

内分泌　腎泌尿器　小児科

★ 早朝空腹時に30分以上の安静状態で採血する
★ 小児の場合は、ヘパリンロックで血管を確保し、落ち着いてから採血する

高	**重要** 下垂体性巨人症 極度の低栄養 末端肥大症 慢性腎不全	**注意** 異所性GH産生腫瘍

基準値 　男性：2.47ng/mL以下
　女性：0.13〜9.8ng/mL

低	**重要** 甲状腺機能低下症 成長ホルモン分泌 不全低身長症 下垂体機能低下症	**注意** 肥満症

観察のポイント

● 検査のタイミングによって異常値になるので注意する。

→ GH分泌は、睡眠・ストレス・運動で促進され、高血糖・脂質異常で抑制される。検査は、それらに関する情報を得てから行う。

（中島嘉南子）

副腎皮質刺激ホルモンとコルチゾール

ACTH：adrenocorticotropic hormone
cortisol

静脈血：血清、血漿

その他

免疫：ホルモン

どんな検査か

ACTHは脳（下垂体前葉）から分泌されるホルモンで、コルチゾールの分泌を調節している。コルチゾールは副腎皮質から分泌されるグルココルチコイドで糖・タンパク・脂質の代謝にかかわる

かかわる科

内分泌　　腎泌尿器　　★朝10時までに採血

など

重要	ACTH	アジソン病、クッシング症候群
	コルチゾール	クッシング病・症候群
その他	ACTH	ACTH産生腫瘍など
	コルチゾール	グルココルチコイド不応症、異所性ACTH産生腫瘍、異所性CRH産生腫瘍など

高

基準値 | ACTH：7.2〜63.3pg/mL以下（早朝空腹時）
コルチゾール：7.1〜19.6μg/dL

あわせてCheck
Na、BS

低

重要	コルチゾール	アジソン病
その他	ACTH	汎下垂体機能低下症、ACTH単独欠損症など
	コルチゾール	先天性副腎低形成症、ACTH不応症など

観察のポイント

● バイタルサイン（体温、脈拍、血圧）

● 全身症状の有無

　→アジソン病：無力、倦怠感、メラニン色素沈着、食欲不振、悪心、下痢、便秘、低血圧、低血糖、筋力低下

　→クッシング症候群：顔・頸部・体への異常な脂肪沈着、無気力、筋力低下、易怒性、HT、骨粗鬆症

　→その他：浮腫、高血圧、発熱など

● 嘔吐、食欲不振、感染徴候の有無　など

もっと詳しく！　「ACTHとコルチゾール」の関係性

ACTHのはたらき

● ACTHは下垂体前葉から分泌され、副腎皮質ホルモン（生命維持に必須な糖質コルチコイド、電解質コルチコイド、性ホルモン）の分泌を調整するホルモン。

● 視床下部から分泌される副腎皮質刺激ホルモン放出ホルモン（CRH）によって分泌が促され、副腎が産生する糖質コルチコイド（主にコルチゾール）によって分泌が抑制される。

コルチゾールのはたらき

● コルチゾールは、糖代謝をはじめ、タンパク・脂質・電解質・骨の代謝や免疫機能にも関与している。生命維持に不可欠で、炎症を抑制する作用がある。

　→過度なストレスを受けると分泌量が増加するので、ストレスホルモンとも呼ばれる。

● コルチゾール値は、ACTHにより増減するため、コルチゾールの異常を疑う場合はACTHとともに測定する。

　→コルチゾールは、副腎皮質や下垂体・視床下部の異常が疑われる場合や、糖尿病・肥満の原因を検索することを目的として測定される。

● コルチゾールは、ステロイド系抗炎症薬（SAID）の1つとして、臨床で使用されている。

　→SAIDは、炎症すべての過程に作用し、炎症反応を強力に抑制する薬剤である。急性炎症、慢性炎症、自己免疫疾患、アレルギー疾患、ショック、痛風、急性白血病、移植拒絶反応などの治療に使用する。

（藤本由紀子）

T-Spot
（結核菌特異タンパク刺激性遊離IFNγ）
tuberclosis specific IFNγ

静脈血：全血

その他

免疫：感染症

どんな検査か

全血を結核菌特異抗原とともに培養し、活性化されたFリンパ球から産生されるインターフェロンγ（INFγ）を測定する方法。 結核が疑われる場合に検査される。 BCGの影響を受けないので、ツベルクリン反応より特異性が高い

かかわる科

呼吸器

重要　結核

陽性

基準値｜陰性

観察のポイント

●最終接触から8週間以上経過しているか
　→8〜12週間程度が経過しないと、陽性と判断できない。

もっと詳しく！ 「T-Spot」って？

- T-Spotは、インターフェロンγ遊離試験（interferon gamma release assay：IGRA）の1つ。
  - →IGRAは、結核菌特異抗原を刺激した際に遊離されるインターフェロンγ（IFN-γ）を指標として確認する検査法である。

T-Spot判定の流れ

①血液からリンパ球を分離し数を調整する。

②特異抗原ESAT-6とCFP-10をそれぞれ添加し刺激する。

③反応したリンパ球に対応するSPOT（発色点）の数と、抗原刺激を行わないコントロールのSPOTを計測し、これらの差を判定値とする。

T-Spot のしくみ（パネル A ウェルのイメージ）

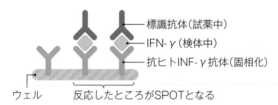

- 標識抗体（試薬中）
- IFN-γ（検体中）
- 抗ヒトINF-γ抗体（固相化）

ウェル　　反応したところがSPOTとなる

判定の方法

- 計算式を用いて以下の ⓐⓑ を算出する。

  （パネルAウェルのSPOT数）−（陰性コントロールウェルのSPOT数）ⓐとする

  （パネルBウェルのSPOT数）−（陰性コントロールウェルのSPOT数）ⓑとする

  - →ⓐⓑの双方、あるいはいずれか一方が6SPOT以上：陽性

    ⓐⓑの双方が5SPOT以下：陰性

    ⓐⓑの双方、あるいは双方の値の最大値が5〜7：判定保留

注意点

- 採血後8時間以内に検査を行うことが望ましい。
- 採取した血液は18〜25℃で保管または搬送する。

（藤本由紀子）

ビタミン

静脈血：血清、全血

その他

生化：その他

vitamin

どんな検査か

微量で生体のさまざまな生理機能を調整する物質。 体内で必要量を合成できない。 生理機能の維持に必要十分な量があるかを検査する

かかわる科

循環器	呼吸器	消化器	血液内科	整形外科	耳鼻	腎泌尿器

など全科

ビタミンA

脂溶性

高 ▲ **重要** 甲状腺機能低下症、透析

基準値 27.2〜102.7μg/dL（成人）

低 ▼ **重要** 夜盲症

ビタミンD

脂溶性

基準値 30ng/mL以上（成人）

低 ▼ **重要** くる病

ビタミンE 脂溶性

重要 妊娠、脂質異常症

基準値 0.75~1.41mg/dL（成人）

重要 溶血性貧血

ビタミンK 脂溶性

基準値 0.15~1.25ng/mL（成人）

重要 凝固因子活性の低下による出血傾向
新生児メレナ

ビタミンB 水溶性

重要 B_{12}：慢性骨髄性白血病、がん、肝細胞壊死
★B_1、B_2：輸液ルートからの採血

基準値
B_1：28~56ng/mL $\quad$ B_6：PAM（ピリドキサミン）0.6ng/mL以下
B_2：65.1~111.4ng/mL $\quad\quad$ PAL（ピリドキサール）男性6.0~40ng/mL
B_{12}：233~914pg/mL $\quad\quad\quad\quad$ 女性4.0~19.0ng/mL
$\quad\quad\quad\quad\quad\quad\quad\quad$ PIN（ピリドキシン）3.0ng/mL以下

重要 B_1：脚気、ウェルニッケ脳症 $\quad$ B_2：口角炎、口内炎
B_6：貧血 $\quad\quad\quad\quad\quad\quad\quad\quad\quad$ B_{12}：悪性貧血

ビタミンC 水溶性

基準値 0.7~1.38mg/dL（成人）

 低 **重要** 壊血病（まれ）

ナイアシン 水溶性

基準値 4.7~7.9μg/mL（成人）

 低 **重要** ペラグラ（認知症）

葉酸 水溶性

基準値 3.6~12.9ng/mL（成人）

 低 **重要** 悪性貧血

観察のポイント

- 脚気の症状（ビタミン B_1 不足）
  - →知覚鈍麻、腱反射消失、心悸亢進、浮腫
- ウェルニッケ脳症の症状（ビタミン B_1 不足）
  - →眼球運動障害、失調性歩行、意識障害、多発神経炎、低体温
- 溶血性貧血のメカニズム（ビタミン E 不足）
  - →酸素を運搬する赤血球は不飽和脂肪酸の膜で覆われている。
  - →赤血球の膜は、活性酸素による抗酸化作用により破壊される。
    （不飽和脂肪酸は、酸化すると過酸化脂質となるため）

→ビタミンEが不足すると、体内での酸化が進む。

（ビタミンEは、強い抗酸化作用をもっているため）

→酸化が進むと赤血球の破壊が進み、溶血性貧血となる。

●新生児メレナの症状（ビタミンK不足）

→生後2～3日に起こる消化管出血（吐血や下血など）、脳出血

→原因は、母乳中のビタミンKが少ないこと、腸内細菌叢でのビタミン産生が未熟なこと

→通常は、腸内細菌叢の発達とともに自然に改善する（重篤な場合には、ビタミンKの補充が必要）。

もっと詳しく！　「ビタミン」の種類とはたらき

●ビタミンは、脂溶性と水溶性に大きく分けられる。

●種類によってはたらきが異なるので、ポイントをおさえておくとよい。

■脂溶性ビタミン

ビタミン名	はたらき	含有食品
ビタミンA	視覚・上皮細胞発育に関与	肝油、レバー、ウナギ、バター、鶏卵
ビタミンD	腸管からのカルシウム・リンの吸収と、骨の石灰化を促進	バター、卵黄、魚肉、レバー、肝油
ビタミンE	生体の抗酸化作用、体内保留、膜透過性、DNA合成速度調整	植物油(小麦、米)、トウモロコシ油
ビタミンK	肝臓でのプロトロンビン形成に関与	緑葉野菜、大豆、油、果物

■水溶性ビタミン

ビタミン名	はたらき	含有食品
ビタミンB_1	抗神経炎因子、炭水化物のエネルギー交換	豆類、レバー
ビタミンB_2	成長促進因子	レバー、牛乳
ビタミンB_6	アミノ酸の合成、分解、変換に関与	酵母、レバー、肉、牛乳
ビタミンB_{12}	抗悪性貧血因子	レバー、卵黄、牛乳、牡蠣
ビタミンC	抗壊血病因子、血液凝固促進	野菜、レバー、牛乳、茸、大豆
ナイアシン	細胞内でのエネルギー交換、アルコール分解、動脈硬化予防	レバー、魚、鶏肉、茸、緑黄色野菜、豆類
葉酸	細胞合成、DNA合成	レバー、モロヘイヤ、ほうれん草などの緑黄色野菜

（中島嘉南子）

血中薬物濃度

静脈血:全血、血清、血漿

その他

どんな検査か

治療目的で投与された薬物の投与量が適切であるかを調べるために行われる。治療有効域が狭い薬物や、中毒域と有効域が接近し投与量の管理が難しい薬物 (ジギタリス製剤、テオフィリン製剤、不整脈用剤、精神神経用剤、抗てんかん薬、免疫抑制薬、抗菌薬) が検査対象となる。最適な薬物投与設計を行う手法をTDM (therapeutic drug monitoring) という

かかわる科

循環器 　呼吸器 　血液内科 　心療科 　腎泌尿器 　消化器 　小児科

など

重要　該当薬剤の過量投与

> 薬物動態に影響を及ぼす因子として、加齢、疾病、性差、肥満、妊娠などがある

基準値
(治療濃度範囲)

ジギタリス製剤
　ジゴキシン®　0.8~2.0ng/mL (EIA法)
テオフィリン
　10~20μg/mL (EIA法)
不整脈用剤
　リドカイン　1.2~5μg/mL (EIA法)
　プロカインアミド　4~10μg/mL (EIA法)
精神神経用剤
　リチウム　0.3~1.2mEq/L (比色法)
抗てんかん薬
　カルバマゼピン　4~12μg/mL (EIA法)
　フェノバルビタール　10~25μg/mL (EIA法)
　フェニトイン　10.0~20.0μg/mL (EIA法)
　バルプロ酸　50~100μg/mL (EIA法)
免疫抑制薬…服用時期により異なる
　シクロスポリン　例:1か月以内…150~250ng/mL (CLIA法)
　タクロリムス　例:1か月以内…6~12ng/mL (CLIA法)
抗菌薬
　バンコマイシン　10~15μg/mL (EIA法)
　テイコプラニン　15~30μg/mL (ラテックス凝集比濁法)

観察のポイント

● バイタルサイン（脈拍、血圧、SpO_2）
● 投与されている疾患の症状の観察
● 不整脈、呼吸状態、眠気、ふらつき、嘔吐　など

もっと詳しく！　なぜ「血中濃度測定」を要する薬があるの？

● 薬物療法は、以下のステップに従い実施する必要がある。
　①臨床症状や諸検査の結果から、その患者に適した薬剤を選択する。
　②薬物が十分に作用を発現し、中毒症状を示さないよう、適量を決める。
　→同一の投与量でも、得られる効果に差が認められる。
● 各患者やその病態ごとに、それぞれの適量がある。その適量を見きわめるために、血中濃度を測定する。
● 血中濃度検査は、繰り返し投薬した場合、ある時間を経過すると、体内の薬物濃度が一定になる状態（定常状態）に測定した値を評価する。

■薬物血中濃度の動態

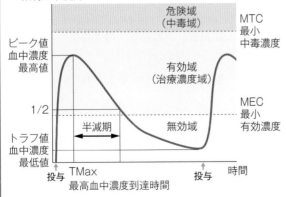

★ピーク値とトラフ値：一般的に、ピーク値は「血中濃度の最高値」、トラフ値は「血中薬物濃度の最低値」を意味する。通常、TDMの採血は、さまざまな影響を受けにくく、タイミングがわかりやすいトラフ値で行う。薬物効果と副作用の両方を確認する場合は、ピーク値とトラフ値を採血する

（藤本由紀子）

動脈血採血キット
を用いる検査

①動脈血を検体として行う検査

- 動脈血を検体として行う主な検査は「動脈血液ガス分析」である。

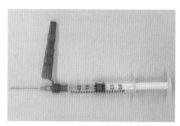

- 動脈血ガス分析は、大腿動脈や上腕動脈などから動脈血を採取し、専用の機器で測定する。
  - →動脈血採血の場合、医師が穿刺を行い、看護師は介助を行う。
  - →動脈ライン（Aライン）が確保されている患者の場合は、Aラインから検体を採取する場合もある。
- 動脈血採取は、専用キット（あらかじめ、シリンジに穿刺針がセットされたもの）を用いることも多い。
  - →シリンジ内壁には抗凝固剤（ヘパリンリチウム）がスプレーコートされている。
- 穿刺部位として選択されるのは、大腿動脈、上腕動脈、橈骨動脈である。
- 動脈血採血は、無菌的に行う。
  - →特に大腿動脈から採血する場合、感染が起こりやすいとされている。

動脈血採血介助のポイント

- 呼吸状態の悪い患者や、急変した患者に頻繁に行われる検査である。確実に穿刺できるよう、体位の工夫や、患者の安全を守りながら固定することが大切である。
- 出血のリスクが高いため、終了後の圧迫止血が非常に重要となる。止血確認を確実に行う。
  - →圧迫時間の確認が必要な場合もある。止血が長時間におよぶ場合は、末梢の

動脈触知を行い、末梢の血流が遮断されていないかも確認する。

→採血後に腫れ・痛みを感じたら医療者に伝えるよう、患者に説明しておく。

●血液採取後、シリンジを持って手首を前後に 20 〜 30 秒間回転させて混和する。

② 「血液ガス」とは

●血液ガスとは、血液中に溶け込んだ酸素（O_2）、二酸化炭素（CO_2）などのことである。

●血液ガスは、ガス交換と酸塩基平衡の指標となる。

→ PaO_2・$PaCO_2$、pH や HCO_3^- などを測定することにより、肺や心臓、腎臓などの臓器や体液の状態を知ることができる。

●呼吸機能の状態を知るためには、動脈血によるガス分析が必須となる。

■ アシドーシスとアルカローシス

	$PaCO_2$	HCO_3^-	pH
呼吸性アシドーシス	↑	↓	↓
呼吸性アルカローシス	↓	↑	↑
代謝性アシドーシス	↑	↓	↓
代謝性アルカローシス	↓	↑	↑

一次性変化

二次性変化
（代償あり、なし）

（實藤純子）

臨床検査専門医からのワンポイントアドバイス

動脈血採血前には、抗血小板薬や抗凝固薬の服用を確認する。

動脈血採血の介助に際しては、清潔操作が必須であり、採血キットなどの滅菌物の取り扱いに注意する。

採血中の急な動きは危険であるため、患者の不安を取り除くように努める。

採血針の抜去後は、穿刺点を5分程度圧迫止血するが、抗血小板薬や抗凝固薬を服用している場合は、さらに長い時間の圧迫止血動作が必要である。止血後も、穿刺部を頻回に観察し、内出血や血腫の形成がないか注意し、患者に異常があれば、ただちに報告するよう伝える。

直接動脈穿刺による採血は、2015年10月の保健師助産師看護師法の一部改正に伴う「看護師の特定行為に係わる研修制度」により研修を受けた看護師が、医師の判断と手順書に従って実施できる医行為の1つに含まれる。

血液ガス分析

BGA：blood gas analysis

どんな検査か

血液中の酸素・二酸化炭素や重炭酸イオン、pHなど、ガス交換と酸塩基平衡を調べる検査。
呼吸機能を詳細に調べる場合に検査される

かかわる科

循環器	呼吸器	消化器	血液内科	整形外科	耳鼻	腎泌尿器
	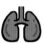					

など全科

高

重要 $PaCO_2$
肺胞低換気
呼吸筋・神経障害
肺・胸膜疾患など

【パニック値】
pH：≦7.2　≧7.6
PaO_2：≦40Torr
$PaCO_2$：≦20Torr
　　　　≧70Torr

基準値

動脈血酸素分圧（PaO_2）：80〜100Torr
動脈血二酸化炭素分圧（$PaCO_2$）：35〜45Torr
pH：7.36〜7.44
重炭酸イオン（HCO_3^-）：22〜26mEq/L
塩基余剰（BE）：−2〜+2mEq/L
動脈血酸素飽和度（SaO_2）：93〜98%

重要 PaO_2
呼吸不全など
$PaCO_2$
過換気症候群
代謝性アシドーシス（呼吸性代償）

低

128

観察のポイント

●バイタルサイン（体温、脈拍、血圧、SpO_2、呼吸、意識レベル）
●尿量減少の有無
●全身状態の観察
●低酸素に伴う症状（呼吸状態悪化、頻脈、チアノーゼなど）の有無
●過換気状態（血圧低下、無呼吸への移行）の有無

もっと詳しく！ 「血液ガス」で、何がわかる？

肺のはたらきとその良否→PaO_2

●PaO_2は、動脈血中の酸素の分圧を表している。血液の酸素化能を示す指標で、大気圧と酸素濃度、肺胞換気量、肺胞におけるガス交換能力によって規定されている。

換気は十分か→$PaCO_2$

●動脈血中の二酸化炭素の分圧を表している。肺胞換気量を示す指標で、肺胞換気量が不足すると高値、過剰換気状態になると低値となる。

酸塩基平衡は良好か→pHと$PaCO_2$、HCO_3^-

●酸塩基平衡を調節するのは、体液の緩衝作用、呼吸性因子（$PaCO_2$でみる）、代謝性因子（BE [base excess：過剰塩基] でみる）である。$PaCO_2$が高い＝pH低下、$PaCO_2$が低い＝pH上昇、HCO_3^-が高い＝pH上昇、HCO_3^-が低い＝pH低下、ととらえる。

（實藤純子）

Memo

Part 2

尿・便の検査

■尿検査
■便検査

尿検査の基礎知識

① 多くの検査では「随時尿」「24時間蓄尿」を用いる

- 尿検査は、定性検査と、定量検査に分かれる。
- 尿検査は、早朝尿または随時尿で、中間尿を採取する。
  - → 中間尿とは、初尿・後尿を採取せず、中間の部分を採取した尿である。
- 尿を放置すると成分変化が生じるので、採尿後はすみやかに検査室へ提出する。
  - → 一般的な尿検査（尿定性、尿沈渣）は、採取後4時間以内に検査する必要がある。検査項目によっては、遮光保存して提出しなければならないものもある。
- 24時間蓄尿検査は、尿の成分を定量することで、1日に摂取したタンパクの量や塩分・カリウム・リンなどの量などや、食事療法がうまく行われているか否かも調べることができる。

② 尿沈渣では「遠心分離した尿」を用いる

- 尿沈渣は、尿を遠心分離操作を行い、赤血球、白血球、尿酸結晶、細胞、細菌などの固形成分の種類や量を調べる検査である。
- 尿タンパクや尿潜血などに異常がみられた場合に行われる。
- 固形成分が基準値より多い場合や、円柱などがみつかった場合には、尿路や腎臓などの疾患が疑われる。

尿検査の主な項目

定性検査

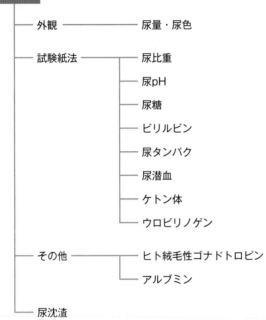

- 外観 ─── 尿量・尿色
- 試験紙法 ─┬─ 尿比重
  - 尿pH
  - 尿糖
  - ビリルビン
  - 尿タンパク
  - 尿潜血
  - ケトン体
  - ウロビリノゲン
- その他 ─┬─ ヒト絨毛性ゴナドトロピン
  - アルブミン
- 尿沈渣

定量検査

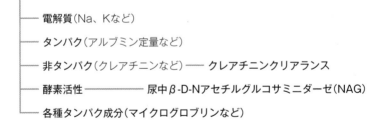

- 電解質（Na、Kなど）
- タンパク（アルブミン定量など）
- 非タンパク（クレアチニンなど）── クレアチニンクリアランス
- 酵素活性 ──────── 尿中 β-D-Nアセチルグルコサミニダーゼ（NAG）
- 各種タンパク成分（マイクログロブリンなど）

（藤本由紀子）

尿量・尿色

urine volume, urine color

どんな検査か

尿の量、色、浮遊物や沈殿物を確認する検査。脱水が疑われる場合や、腎機能の把握が必要な場合に行われる

かかわる科

循環器　　血液内科　腎泌尿器

など

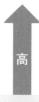

高

| 重要 | 多尿（3,000mL/日以上） |

●水分摂取が多い
●腎機能の低下（さらに低下すると尿量が減少する）
★多尿は、水利尿（水分過剰摂取、尿濃縮能障害が原因）、と浸透圧利尿（電解質利尿、非電解質利尿が原因）に分けられる。

基準値

尿量：1,000〜1,500mL/日
尿色：淡黄色〜黄褐色

あわせてCheck

尿比重、尿pH、尿潜血、尿タンパク、尿糖

低

| 重要 | 濃縮尿（量が少なく色が濃い）：乏尿（500mL/日未満） |

●水分摂取量が少ない　●水分喪失量が多い
●腎血流量の低下
★乏尿は、腎前性（腎臓への灌流圧低下が原因）、腎性（腎実質の障害が原因）、腎後性（尿管・膀胱・尿道の閉塞などが原因）に分けられる。

観察のポイント

●バイタルサイン（体温、脈拍、血圧）
●水分摂取状況（過剰摂取、摂取量減少）
●体重や腹囲測定　など
●炎症徴候、出血の有無

→浮腫は、間質に水分が貯留して腫脹している状態で、必ずしも全身の水分増加を示すわけではない。一方、脱水は、体の水分量（特に循環血液量）が減少した状態を示す。

■写真でみる尿の異常

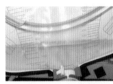

基準となる尿
●正常な淡黄色

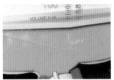

混濁尿
●膿尿：尿道炎や前立腺炎
●塩類尿：尿路結石

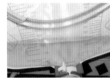

過剰なビタミンB$_2$摂取
●蛍光の緑黄色

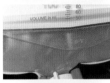

ミオグロビン尿
●横紋筋融解症

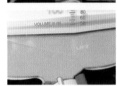

乳び尿
●尿寄生虫疾患
●悪性腫瘍

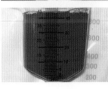

血尿
●腎、尿路系の炎症

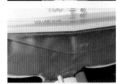

ヘモグロビン尿
●溶血性疾患

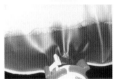

濃縮尿
●濃い褐色

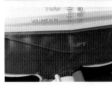

ビリルビン尿
●肝胆道系疾患

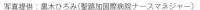

写真提供：黒木ひろみ（聖路加国際病院ナースマネジャー）

（藤本由紀子）

尿比重

specific gravity of urine

随時尿
定性：試験紙法

どんな検査か

尿中の水分と水分以外の成分（老廃物）の割合を簡便にみる検査。脱水を疑う場合や、腎機能（希釈・濃縮力）の評価が必要な場合に検査される

かかわる科

循環器 　消化器 　血液内科 　腎泌尿器

　など

高 ↑

重要 糖尿病　脱水　発汗
下痢　嘔吐

基準値 1.010～1.025

あわせてCheck
尿量

低 ↓

重要 尿崩症
多量の水分摂取
腎不全（乏尿期）　など

観察のポイント

- バイタルサイン（体温、脈拍、血圧、呼吸）
- 疾患による症状の有無
- 出血、炎症症状の有無
- 水分摂取量　など

（藤本由紀子）

尿pH

定性：試験紙法

pH of urine

どんな検査か

尿による体内の酸塩基平衡の結果を把握するために行う検査

かかわる科

循環器　消化器　血液内科　腎泌尿器

など

高

重要　呼吸性・代謝性アルカローシス
尿路感染
尿の保存

基準値　4.5〜7.4

あわせてCheck
尿量

低

重要　呼吸性・代謝性アシドーシス
発熱
糖尿病　など

観察のポイント

● バイタルサイン（体温、脈拍、血圧、呼吸、SpO_2）
● 疾患による症状の有無
● 出血、炎症症状の有無
● 水分摂取量　など

（藤本由紀子）

尿糖

定性：試験紙法

urine sugar

どんな検査か

尿中のブドウ糖（グルコース）の有無を調べる検査。糖尿病のスクリーニング検査として実施される

かかわる科

循環器　　消化器　　血液内科　腎泌尿器

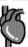

など

陽性

重要　糖尿病
　　　胃切除後
　　　腎性糖尿

基準値　陰性

あわせてCheck
尿量、FPG、HbA1cなど

観察のポイント

- バイタルサイン（体温、脈拍、血圧、呼吸）
- 疾患による症状の有無
- 出血、炎症症状の有無
- 水分摂取量　など

もっと詳しく！ 「尿糖と血糖」の関係性

- 血糖値は「採血した時点」の血中のブドウ糖（グルコース）濃度を表した数値で、採血時間・食事内容・運動の影響によって変化する。
- 血糖値が180mg/dLを超えると、尿中に糖が出現する。そのため、尿糖は多くの場合「排尿から次の排尿までの間に起こった高血糖状態」を反映すると考えられる。

患者さんによく質問されること

Q 食後に尿を採取したから、尿糖陽性になったんですか？

A 採尿したのが食前でも食後でも、結果に変わりはありません

　尿糖は、血糖値が180mg/dL前後まで上昇しないと陽性にならない。たとえ食後に採尿した場合でも、高血糖状態でなければ、尿糖は陰性のままである。

Q 血糖値が高くても、尿糖が陰性なら「糖尿病ではない」ですよね？

A 空腹時血糖やHbA1cが異常なら、糖尿病の可能性があります

　「尿に糖が出るから糖尿病」と考えている患者もいるが、糖尿病は、あくまで「血液中のブドウ糖（グルコース）が異常に増加している」状態により診断される。

（藤本由紀子）

尿潜血

urine occult blood

どんな検査か

肉眼的には判断できない尿中への血液混入の有無を調べる検査。 女性の場合は月経血の混入に注意

かかわる科

循環器　　消化器　　血液内科　腎泌尿器

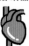

など

陽性

重要　腎臓や尿路の出血

注意　ビタミンCの大量服用など（偽陰性）
ミオグロビン尿
ヘモグロビン尿

基準値　陰性

あわせてCheck
尿量、尿沈渣

観察のポイント

- バイタルサイン（体温、脈拍、血圧、呼吸）
- 疾患による症状の有無
- 出血、炎症症状の有無
- 水分摂取量　など

（藤本由紀子）

尿タンパク

urine protein

どんな検査か

尿中に排泄されるタンパクの有無を調べる検査。 腎・尿管の異常があると高値となるが、一過性の場合もあるため定量検査をあわせて実施する

かかわる科

循環器　　消化器　　血液内科　腎泌尿器

など

重要	糖尿病
高	慢性糸球体腎炎
	腎硬化症
	ネフローゼ症候群

基準値 陰性

あわせてCheck
尿量、BUN、Cr、
TP、Albなど

観察のポイント

- バイタルサイン（体温、脈拍、血圧、呼吸）
- 疾患による症状の有無
- 出血、炎症症状の有無
- 水分摂取量　など

（藤本由紀子）

ケトン体

urine ketone bodies

どんな検査か

尿中へのケトン体（アセトン、アセト酢酸、β-ヒドロキシ酪酸）の排出の有無を調べる検査。
健常人でも運動、妊娠などで増加することがある

かかわる科

消化器　　腎泌尿器

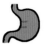　

　　　　　　　　　　など

重要	糖尿病 末梢の利用障害 重症消化不良に伴う脱水 ケトン体の過剰生成 脂肪の摂取過多　など	

注意　薬剤による偽陽性
（セフェム系抗菌薬、L-ドーパなど）

絶食（糖質の過剰制限）

陽性 ↑

基準値　陰性 ←

【パニック値】
≧4+
（ケトアシドーシスの可能性がある）

あわせてCheck
血液ガス（HCO₃⁻、pH）、
血糖、尿糖

観察のポイント

- バイタルサイン（体温、脈拍、血圧、呼吸）
- 食事や水分の摂取量・内容
- 下痢の有無
  - →消化不良に伴って生じる。
- 糖尿病のコントロール状況　など

もっと詳しく！ 「ケトン体陽性」ってどういうこと？

- ケトン体は、アセトン、アセト酢酸、β-ヒドロキシ酪酸の総称である。
- 飢餓状態や糖尿病などにより、エネルギー源としてグルコース（ブドウ糖）を利用できないと、中性脂肪が脂肪組織で遊離脂肪酸に分解される。ケトン体は、この分解された脂肪酸から、エネルギー源として肝臓で産生され、血中に放出される。
  - →産生されたケトン体は尿中から排泄される。
- ケトン体が体内に増加した状態がケトーシス（高ケトン血症）であり、進行するとケトアシドーシスに至る。ケトアシドーシスが生じると、意識障害や昏睡が生じる。
  - →高ケトン血症よりインスリン分泌作用が起こり、通常HCO_3^-は18mEq以上にはならない。アニオンギャップ（AG）正常の代謝性アシドーシスは、腎臓や消化管からのHCO_3^-喪失が主な原因で生じる。

■ ケトン体の産生経路

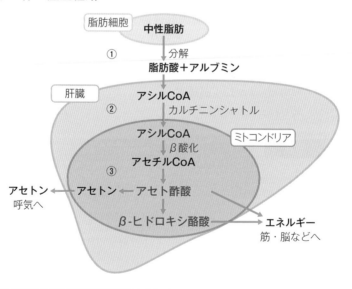

（藤本由紀子）

ウロビリノゲンと ビリルビン

urobilinogen
bilirubin

随時尿

定性：試験紙法

どんな検査か

ウロビリノゲンは、腸管内でビリルビン（胆汁色素）が還元されたもの。ウロビリノゲンの一部は腎臓で濾過され、尿中に排泄される。肝胆道系疾患や溶血性疾患が疑われる場合に検査する

かかわる科

消化器　　血液内科

など

陽性

重要　　**ウロビリノゲン**
肝障害　腸内容停滞
体内のビリルビン生成亢進
溶血

ビリルビン陽性
胆道閉塞
肝内胆管の閉塞
溶血　　など

基準値　　ウロビリノゲン：弱陽性
ビリルビン：陰性

陰性

重要　　**ウロビリノゲン**
総胆管閉塞
抗菌薬の長期投与（腸内細菌の減少）　　など

> 試験紙法では検出できないことに注意

観察のポイント

- バイタルサイン（体温、脈拍、血圧）
- 皮膚の観察（瘙痒感、黄疸の有無）
- 出血、腹部膨満の有無
- 治療歴（抗菌薬・抗がん薬、放射線）　など

もっと詳しく！「ウロビリノゲンとビリルビン」の関係

ビリルビンとウロビリノゲン

- 尿ビリルビンとウロビリノゲンは、どちらも黄疸が起こると異常値を示す。
  - →尿ビリルビンは、赤血球中のヘモグロビン（Hb）が壊れてできるビリルビンが尿中に出現したものである。
  - →尿ウロビリノゲンは、ビリルビンが腸内細菌によって分解されてできたウロビリノゲンが血中を経て尿中に出現したものである。
- 肝細胞性黄疸の場合、血中に直接ビリルビンが増加するため、尿中ビリルビンが出現し、ウロビリノゲンも増加する。
- 閉塞性黄疸の場合、直接ビリルビンが腸管に排泄されるため、ウロビリノゲンは生成されず、尿中ビリルビンは陽性となり、尿中ウロビリノゲンは陰性化する。

■ビリルビン代謝の流れ

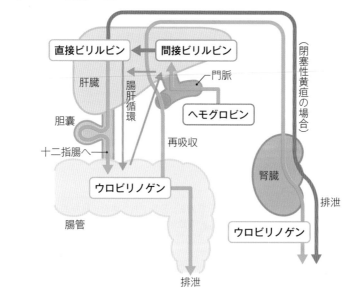

（藤本由紀子）

尿中ヒト絨毛性ゴナドトロピン

hCG：human chorionic gonadotropin

どんな検査か

妊娠中に多く分泌されるホルモンで、妊娠の有無、妊娠週数の推定を行う目的で実施される。hCGを産生する腫瘍マーカーとして用いられることもある

かかわる科

腎泌尿器　産婦人科

 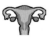

　など

	重要	腫瘍マーカー	妊娠

高

　　重要　　腫瘍マーカー　　妊娠
　　　　　　　卵巣がん　　　多胎妊娠
　　　　　　　絨毛がん　　　胞状奇胎　　など
　　　　　　　精巣がん
　　　　　　　肺がん　　など

基準値
（免疫測定法）

男性・非妊婦：2.5mIU/mL以下
妊婦：妊娠週数による（次頁）

観察のポイント

> がんと診断された場合、精神的ダメージや全身状況を観察し、治療開始までの生活指導を行う

● バイタルサイン（体温、脈拍、血圧、呼吸）
● 出血の有無
● 不安の有無

もっと詳しく！ 「妊娠週数とhCG」の関係

hCGが最も高値となるのは妊娠9〜13週である

- hCGは、受精卵が着床し発育すると、胎盤絨毛組織から大量に分泌される。
  →妊娠初期の卵巣黄体を刺激してプロゲステロン産生を高める役割をもち、妊娠を維持するためには重要なホルモンである。
- 正常妊娠の場合、受精後10〜14日で母体血中および尿中に出現し、急激に上昇する。妊娠9〜13週で最高値（1〜10万mIU/mL）に達すると、その後暫減する。
  →hCGは分子量が小さいので、腎臓で濾過され、尿中に出現する。
- 胞状奇胎などの絨毛性疾患の場合、正常妊娠に比べてhCG値が高いのが一般的である。
- 子宮外妊娠や流産の疑いがある場合は、血中hCGの定量が必要である。

妊娠週数と尿中hCG濃度

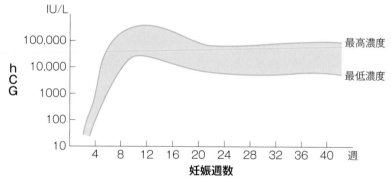

東京都薬剤師会：妊娠検査薬による自己検査. http://www.toyaku.or.jp/center04/ninshin/index.html（2021.1.6アクセス）. より引用

（藤本由紀子）

尿沈渣

urinary sediment

早朝尿

定性：尿沈渣

どんな検査か

尿を顕微鏡的に観察し、赤血球・白血球・上皮細胞・円柱・結晶を半定量的に調べる検査。
尿タンパク・尿潜血陽性の場合や、腎泌尿器疾患が疑われる場合に検査する

かかわる科

腎泌尿器

など

	重要 糸球体腎炎	**注意** 膀胱炎
高	腎盂腎炎	尿道炎
	膀胱・尿路の腫瘍	急性肝炎
	尿路結石	腎実質の障害
	外傷	出血性素因
	腎結石　など	

基準値
（染色法）

赤血球：1視野1個以下
白血球：1視野3個以下
結晶：1視野少量
上皮細胞：1視野少量
円柱：陰性

あわせてCheck

尿量・尿色、BUN、
Cr、尿細胞診など

観察のポイント

● バイタルサイン（体温、脈拍、血圧、呼吸）
● 炎症徴候の有無
● 出血の有無
● 感染経路の有無　など
　→白血球1視野40個以上の場合、下部尿路から上部尿路までの感染経路と考えられる。

もっと詳しく！　「尿沈渣」で、何をみる？

● 尿沈渣は、尿を遠心分離し、赤血球や白血球、尿酸結晶、細胞、細菌などの種類や量を調べる検査である。
　→尿タンパクや尿潜血が陽性の場合に行われる。
● 細胞類が正常値より多い場合や、円柱などがみつかった場合には、腎臓や尿路などの疾患が疑われる。
　→赤血球が多い場合：腎臓・尿路の炎症、結石、腫瘍が疑われる。
　→白血球が多い場合：腎臓・尿路の感染、炎症が疑われる。
　→尿細管上皮細胞や移行上皮細胞がみられる場合：腎臓・尿路の炎症が疑われる。扁平上皮細胞は、異常がない場合にもみられる。
　→円柱がみられる場合：腎炎などが疑われる。円柱は、尿細管で分泌されたタンパクが円柱状に固まったもので、硝子円柱、顆粒円柱、赤血球円柱、白血球円柱などがある。硝子円柱は、異常がない場合にも少数みられる。

（藤本由紀子）

クレアチニンクリアランス

24時間蓄尿

定量

CCr：creatinine clearance

どんな検査か

1日の尿中に排出されたクレアチニン量と血清クレアチニンをもとに算出する検査値。 腎機能を最も正確に現すとされる

かかわる科

腎泌尿器　消化器

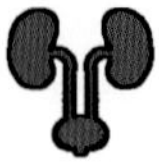
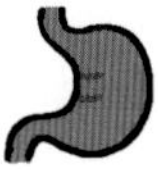
など

高

重要
消化管出血
腎血流量の減少
●ショック　●手術
●脱水　●大量の発汗
●嘔吐　●下痢など
腎糸球体の障害　など

注意
高タンパク食摂取
など

基準値（酵素法）　70～130mL/分

あわせてCheck
Cr、eGFR

低

重要
慢性腎不全
肝不全　など

注意
タンパク摂取不足
妊娠末期　など

観察のポイント

- 高タンパク食摂取の有無
- 消化管出血の有無
- 腎血流量の減少を引き起こす病態の有無（ショック、脱水、大量発汗、嘔吐、下痢など）

ケアのポイント

● 検査が間違いなく終了するように説明し、実施する。
● 24時間蓄尿は、開始時間前に排尿をすませてから開始し、終了時間に排尿をして蓄尿に加えることを説明する。

もっと詳しく！ 「CCr」と「Cr」の関係性

● CCrは、24時間蓄尿を行って、どの程度クレアチニンが排泄されているかを測定し、Cr（血清クレアチニン）をもとに算出する検査値である。
　→CCrは、軽度・中等度の腎機能低下の診断に有用である。
● Cr値は、腎機能低下とともに上昇する。
　→Crはもともと、尿素窒素（BUN）と同様に、腎糸球体で濾過されて尿中に排泄される。しかし、腎機能が低下すると、尿中に排泄される量が減少し、血清クレアチニンが増加する。

（藤本由紀子）

尿中微量アルブミン

入院：24時間蓄尿
外来：随時尿

定量

urine albumin

どんな検査か

尿中に排出されたアルブミン量を調べる検査。主に糖尿病腎症の早期発見を目的として検査される

かかわる科

循環器　腎泌尿器

など

高度増加 （300mg以上/日）
糖尿病腎症
（顕性タンパク尿）
糸球体腎炎
ループス腎炎

増加 （30mg以上300mg未満/日）
糖尿病腎症
高血圧、心不全　など

高

基準値　蓄尿：23.8mg/L以下（18.6mg/g・Cr以下）
早朝尿：16.5mg/L以下（10.8mg/g・Cr以下）
随時尿：29.3mg/L以下（24.6mg/g・Cr以下）

観察のポイント

外来の場合、なるべく午前中の
来院後にとった尿で行う

● バイタルサイン（体温、脈拍、血圧）
→血糖・血圧コントロール不良の場合は測定を避ける（糖尿病腎症などの正確な評価ができないため）。

（藤本由紀子）

尿中β-D-N アセチルグルコサミニダーゼ

NAG：N-acetyl-β-D-glucosaminidase

どんな検査か

前立腺や腎臓（近位尿細管）に多く存在する酵素。 NAGは、生理的には尿中にほとんど存在しない。 近位尿細管の異常の有無を知るための検査である

かかわる科

腎泌尿器

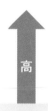

など

 重要 ネフローゼ症候群
急性腎不全
糸球体腎炎
糖尿病腎症　など

高

基準値　0.3~11.5 U/L （1.6~15.0 U/g・Cr）

観察のポイント

> 外来の場合、なるべく午前中の来院後にとった尿で行う

● バイタルサイン（体温、脈拍、血圧）
　→血糖・血圧コントロール不良の場合は測定は避ける（糖尿病腎症などの正確な評価ができないため）。

（藤本由紀子）

153

便検査の基礎知識

1 便検体は「2日間」の採取が必要

- 便検体は、検査当日・前日・前々日の3日間のうちから2回（2日間）採取する。
  - →2箇所以上から、母指大の便を選択して採便スティックでこする。
- 月経中の採便は避ける。
  - →免疫学的検査による便潜血は感度が高く、ごく微量の血液の混入でも陽性と判定されてしまう可能性がある。
- 軟便・下痢便の場合は、できるだけ塊の部分を採取する。
  - →採便スティックの先端部全体に便を付着させる。水様便の部分は、採便スティックには付着しないため、適切な検査ができない恐れがある。
- 採取した便検体は、直射日光を避け、室温で保存する。
  - →冷蔵庫に保管する必要はない。
- 便検体を乾燥させない。
- 便を容器内に詰め込んだりしない。
- 抗菌薬を服用している場合は、服用終了後数日程度あけてから採便する。

2 便検査のほとんどは「便潜血」を目的として行う

- 便潜血をみる場合、通常の採便容器（滅菌でないもの）を用いる。
- 便検体を用いて、特殊な細胞学的検査（腸管感染症の原因を調べる場合など）を行う場合がある。
  - →その場合は、滅菌容器を用いる。

■ 便検査の主な内容

```
便検査
 ├─ 便潜血 ───── 消化管出血（特に下部）
 └─ 細菌検査 ──── 細菌、ウイルス、寄生虫など
```

赤痢アメーバ陽性はパニック値として扱う

（藤本由紀子）

便潜血

fecal occult blood test

どんな検査か

便中に血液が含まれているかを調べる検査。化学法（赤血球中のヘムに反応する試薬を用いる方法）と免疫法（ヒトHbに対する特異抗体を用いる検査法）がある。現在は主に免疫法による

かかわる科

消化器

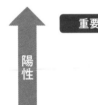

陽性

重要	下部消化管出血
	● 潰瘍・腫瘍
	● 炎症
	● ポリープ
	● 条虫症
	● 痔　など

基準値
（免疫法）　　陰性

観察のポイント

● バイタルサイン（体温、脈拍、血圧、呼吸）
● 消化管以外からの出血の有無
● 出血
● 腹部症状などの自覚症状　など

もっと詳しく！　「便の性状・色」に現れる異常

● 便の色や性状から見抜ける主な異常を以下にまとめる。

▨ 便の異常がある場合に考えられる病態

「便の性状」 の異常	下痢便 （水様便〜軟便）	● 腸蠕動の亢進、腸管の水分吸収不足 ● 小児の白色下痢便は、ロタウイルスによる胃腸炎を示唆 ● 米のとぎ汁様の場合は、コレラや重金属中毒を示唆
	粘液便	● 潰瘍性大腸炎、過敏性大腸炎 ● 粘血便の場合は、赤痢、腸炎ビブリオ感染、日本住血吸 　虫症、潰瘍性大腸炎などを示唆
	兎糞状の便	● 宿便、痙縮性便秘
	硬く太い便	● 弛緩性便秘
	鉛筆様の便	● 大腸の痙縮性収縮、直腸の狭窄
「便の色」 の異常	鮮紅色	● 大腸炎、大腸がん、痔、赤痢など
	黒色	● タール便（黒く粘る便）の場合は、胃・十二指腸潰瘍、胃 　がん、食道静脈瘤破裂などを示唆 ● 斑点状の黒色便は、鉄剤服用の影響を示唆
	黄色	● 下痢
	緑色	● 緑黄色野菜の過剰摂取、抗菌薬服用の影響を示唆 ● 小児の場合は、強い酸性便を示唆
	灰白色	● 胆道閉塞、重症肝炎、慢性膵炎 ● バリウム検査後にも灰白色便が出る
異常な 「混入物」	血液	● 鮮血 　→痔、大腸ポリープ、大腸がん、腸重積など
	粘液	● 透明で光沢がある綿状の混入物→腸管の炎症・腫瘍など
	膿	● 粘液や血液と混在する場合が多い 　→大腸の潰瘍性疾患、細菌性赤痢、アメーバ赤痢を示唆
	脂肪	● 石けんカス状の混入物 　→慢性膵炎、胆道閉塞などによる脂肪の消化吸収障害を 　示唆
	固形物	● 結石や、消化不良に伴う食物残渣を示唆

■下血 `上部消化管での出血`

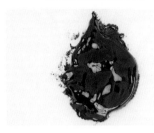

■血便 `下部消化管での出血`

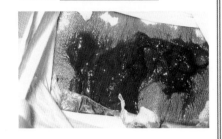

■水様便

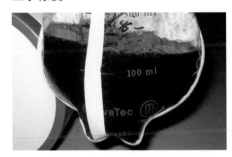

小腸型の感染性腸炎
- ●嘔吐を伴う
- ●脱水をきたす

過敏性腸症候群
- ●下痢と便秘を日単位で交互に繰り返す
- ●患者が兎糞様の便を訴える

■粘液便

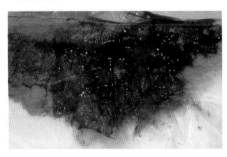

過敏性腸症候群
- ●粘液だけの排泄

炎症性腸疾患
大腸型の感染性腸炎など
- ●血液成分が混ざる

写真提供：黒木ひろみ（聖路加国際病院ナースマネジャー）

（藤本由紀子）

Memo

Part **3**

微生物学検査

微生物学検査の基礎知識

1 微生物学検査とは

- 微生物学検査は、細菌、真菌、寄生虫、ウイルスなどによる感染症の診断に必要である。本書では、細菌検査を取り上げる。
- 細菌検査は、病原体の分離固定、血清学的検査、病原体抗原の検出がある。
- このうち培養検査は、各種検体に含まれたわずかな微生物を専用培地で増やし、症状を引き起こしている原因微生物を同定する検査である。

2 検体採取・保管のポイント

① 適切な部位から、適切な検体を、必要最小量で採取する。

→検体は、抗菌薬による化学療法開始前に採取する。化学療法中の場合は、24時間中止した後に採取するのが原則だが、中止できない場合は薬物血中濃度が最も低い時間に採取する。

→発熱時、早朝、空腹時、疼痛時などに採取する。

② 採取部位周囲を消毒する場合は消毒薬を採取部位に直接混入させない。

③ 乾燥すると、多くの微生物は死滅する。検体は乾燥させない。

④ 常在菌の混入に注意する。

▌微生物学検査の種類と流れ

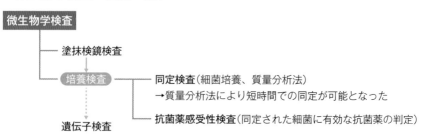

③ 塗抹検鏡検査の結果は短時間でわかる

- 塗抹検鏡検査は、採取した検体をガラス板に塗り、染色（主にグラム染色）して顕微鏡で観察する検査である。
- 塗抹方法には、直接塗抹法と集菌塗抹法の2種類がある。
  - ①**直接塗抹法**：採取した検体をそのまま標本にする方法
  - ②**集菌塗抹法**：検体を均等化・遠心集菌して標本にする方法
- 迅速に結果がわかるのが利点である。グラム染色では、抗酸菌が染色されにくいため、チール・ネルゼン染色や蛍光法、PCR検査が必要である。

④ 培養検査は時間がかかる

- 細菌培養検査は、あらゆる臓器・器官・皮膚（体表）などからの排泄物や滲出液、体内挿入物を検体として行われる。
  - →例：痰、鼻汁、血液、膿、胆汁、胃液、腹水、胸水、尿、便、チューブ類
- 採取した検体を、寒天培地（寒天でできた固定培地）に塗布し、培養するため、結果が出るまで数日以上かかる。

■培養検査の結果を待つ間の看護のポイント

- バイタルサインと一般状態、炎症徴候に注意して観察する。
- 二次感染を予防する。
- 身体的、精神的な状態を観察する。
- 疾患、患者の状態に応じた看護展開を図る。
- 化学療法の適切な看護を行う。
- 保護隔離者（保菌者）と医療者の消毒の徹底と教育を確実に行う。

■培養検査で検出される代表的な病原微生物

呼吸器感染症	インフルエンザ菌(ヘモフィルスインフルエンザ)、肺炎球菌、肺炎桿菌など
下痢症	大腸菌O-157、サルモネラ、腸炎ビブリオ、カンピロバクターなど
膿	ブドウ球菌、ストレプトコッカス、嫌気性菌など

⑤ 薬剤感受性検査は培養検査を元に行う

- 薬剤感受性検査は、培養検査などで検出された細菌に対して、どのような抗菌薬が有効か（薬剤耐性菌ではないか）を調べる検査である。
  - →例：MRSA（メチシリン耐性黄色ブドウ球菌）[1]、薬剤耐性緑膿菌、ペニシリン耐性肺炎球菌、VRE（バンコマイシン耐性腸球菌）[2]、VRSA（バンコマイシン耐性黄色ブドウ球菌）、CRE（カルバペネム耐性腸内細菌科細菌）[3]、薬剤耐性アシネトバクターなど
- 抗菌薬のある一定濃度以下の濃度で細菌の発育が阻止される場合を「感受性」、逆に抵抗性を示し発育が促進される場合を「耐性」という。

抗菌薬を使用する際の看護のポイント

- 薬理効果を最大限に発揮できるよう、感染コントロールチームと連携し、抗菌薬の種類、回数や時間、量を正確に投与する。
- 点滴などでは、血液中のMIC（最小発育阻止濃度）ができるだけ長く持続するような時間（1時間くらい）で投与する。
  - → MIC：抗生物質の抗菌力を表すときに用いられる単位のこと
- 吸収速度と半減期、副作用を理解し、副作用症状が現れたら中止する。
- 抗菌薬投与中の感染症の症状とバイタルサインに気をつける。
- 医療者や他の患者への感染を予防するため標準予防策を徹底し、安全を確保する。

抗菌薬投与中に注意すべきこと

二次感染の発生要因	●寝たきりの患者(褥瘡や肺炎、膀胱炎など)
	●免疫不全(白血球減少症)患者
	●外傷、熱傷患者
	●重症の基礎疾患患者(心臓血管系疾患、がん、糖尿病など)
	●カテーテルの挿入患者
	●複数の抗菌薬の投与患者：菌交代現象
	●抗菌薬の長期投与患者
	●老人、幼少児、未熟児など抵抗力の弱い人

（藤本由紀子）

[1]　MRSA(methicillcin resistance *Staphylococcus aureus*)：メチシリン耐性黄色ブドウ球菌
[2]　VRE(vancomycin resistance *Enterococcus*)：バンコマイシン耐性腸球菌
[3]　CRE(carbapenem resistant *enterobacteriaceae*)：カルバペネム耐性腸内細菌科細菌

喀痰培養
（抗酸菌の場合）
bacterial culture

どんな検査か

喀痰を培地に接種して細菌を発育させ、起因菌（ここでは抗酸菌）を確定する検査。なお、喀痰は無菌ではない（健康な人の喀痰にも常在菌としての細菌が存在する）ため、臨床症状とあわせて判断する

かかわる科

循環器	呼吸器	消化器	血液内科	整形外科	耳鼻	腎泌尿器

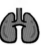

など全科

陽性

重要 結核菌などの抗酸菌感染

> 良質な喀痰の採取が
> ポイントとなる

基準値 陰性

観察のポイント

> 化学療法（抗結核薬）を行う場合、
> 正しく内服できるような指導が重要

- 2週間以上続く咳、微熱、寝汗、全身倦怠感、
  食欲不振などの有無
  → 肺結核の場合、初期は無症状で、上記の
  症状が徐々に現れる。
- 喀血、呼吸困難、体重減少などの有無
  → 進行すると、これらの症状が現れる。

（藤本由紀子）

血液培養

blood culture

どんな検査か

血液を培地に接種して細菌を発育させ、起因菌を同定する検査。 なお、血液は無菌であるため、起因菌が判明したら、どの抗菌薬を使用するかを決めるための薬剤感受性検査を行う

かかわる科

循環器	呼吸器	消化器	血液内科	整形外科	耳鼻	腎泌尿器
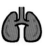						

など

陽性 ↑

重要	敗血症
	★大腸菌、緑膿菌、ブドウ球菌などが原因となることが多い

基準値 ｜ 陰性

観察のポイント

● 発熱 （悪寒・戦慄の有無）

→感染症を疑い、抗菌薬を適正化するために、投与前に検体を採取する。

→間欠的に細菌が侵入する場合、発熱のピーク時には細菌が除去されていることがあるため、発熱前（悪寒・戦慄時など）に採血するほうが、細菌の検出率は高い。

● 血液感染が疑われる症状 （次頁参照）

もっと詳しく！ 「血培」実施のポイント

採血は、臨床症状の発現後、できるだけ早期に実施する

● 血液感染が疑われる患者の臨床症状は、以下の6つである。

　①原因不明熱（>38℃）または低体温（<36℃）

　②ショック、悪寒、硬直

　③重症局所感染（髄膜炎、心内膜炎、肺炎、腎盂腎炎、腹腔膿瘍など）

　④異常な心拍数の上昇

　⑤低血圧または血圧上昇

　⑥頻呼吸

● 抗菌薬による化学療法の開始前に行うのが望ましい。

　→抗菌化学療法がすでに開始されている場合は、次回の抗菌薬投与の直前に採取する。

1時間以内に2～3セット（2ボトルで1セット）採取するのが原則

● 好気ボトルと嫌気ボトルを準備して、最初に嫌気ボトルに注入し、空気混入を防ぐ。

　→採取部位の皮膚常在菌による汚染（コンタミネーション）を鑑別し、検出率を高めるためである。

無菌操作で別々の部位から採取する

● 採取量は、各6～10mL程度である。

　→採血量が推奨量に満たない場合は、まず好気ボトルに注入する。

● 培養用の血液は、動脈ではなく、静脈から直接採取する。

● 静脈カテーテルや動脈カテーテルからの採取は、常在菌の混入率が高くなる傾向があるため避けるのが望ましい。

接種したボトルは、できるだけ早く微生物検査室へ搬送する

● 2時間以内に搬送し、すみやかに培養器にかける。

（藤本由紀子）

Memo

画像検査の基礎知識

1 画像検査は、大きく分けて8種類

- 画像検査は、以下の8種類に大別される。
  1. X線検査
  2. CT検査
  3. MRI検査
  4. RI（アイソトープ）検査
  5. PET検査
  6. 血管造影検査
  7. 超音波（エコー）検査 ← 本書では生理機能検査として解説
  8. 内視鏡検査
- この章では、主に放射線検査室で行われる検査のうち、①〜⑤について解説する。

画像検査の主な種類

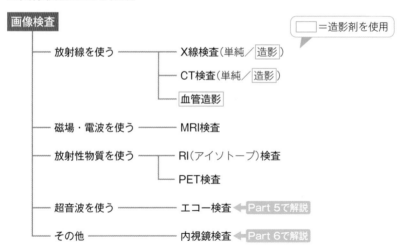

（本村優枝）

X線検査の概要

1 X線検査は「単純」「造影」の2つに分けられる

- X線検査は、単純X線検査（X線を透過させて撮影するもの）と、造影X線検査（造影剤を投与したうえで、X線を透過させて撮影するもの）の2つに大きく分けられる。
- X線検査は、検査室で行う方法と、病棟などでポータブルX線装置を使って行う方法がある。

2 X線写真は「白黒」で描出される

- X線が透過しにくい骨などは白、X線が透過しやすい空気などは黒く写る。

▓ X線検査の主な種類

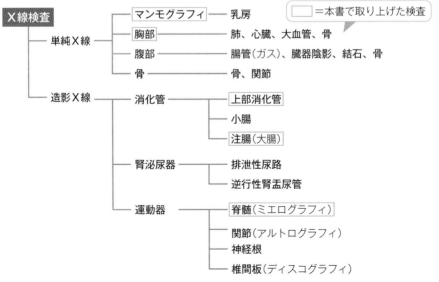

（本村優枝）

単純X線撮影

⏱ 数分	苦痛度 😐 🙂 😣	検査着：不要	絶食：原則不要

かかわる科

循環器　　呼吸器　　消化器　　整形外科　　腎泌尿器

  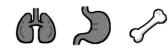   など

検査の概要

【目的】

● 全身の臓器異常や骨病変が疑われる場合、診断のために行われる。

・骨：骨折、関節、脊椎の異常の有無

・胸部：呼吸器疾患、循環器疾患、大血管の疾患の有無

・乳腺：乳がんの有無（→ p.182）

・腹部：消化器疾患、結石、腹水、遊離ガス（フリーエア）などの有無

【方法】

①撮影部位を検出器に近づける。

②撮影する。

【注意事項】

● 妊娠または妊娠の可能性

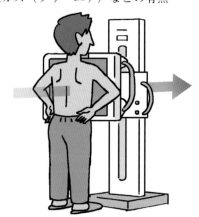

立位で「背側→腹側」方向に撮影するのが原則

準備のポイント

【当日】
- 女性には妊娠の可能性を確認する。
- 金属製の装飾品やアクセサリーを取り除いてもらう。
  - →場合によっては、検査着へ着替えてもらう必要がある（下着に金具がついている場合は着替えが必要）。
- 湿布、カイロ、ピップエレキバン®などは外してもらう。
- 検査室への移動が必要だが、病態によってはポータブル装置を用いてベッド上で行う場合もある。

申し送りのポイント

- 既往について伝える。
- 介助が必要であれば伝える。

検査中の注意点

- 実施中は息を止め、動いてはいけないことをあらかじめ伝える。
- 不安の強い患者に対しては、何かあれば、看護師やスタッフがすぐに駆けつけられる状態であることを伝える。

実施後のケア

- 単純X線撮影は、検査室へ移動して行われるため、検査終了後、忘れ物がないか確認する。

【急変予防に重要な観察項目】
- 特になし

「あわせて見たい」関連する検査・指標

- CT
- 胸部の場合：心胸郭比（cardiothoracic ratio：CTR）
  - →胸郭（肺の幅）に対する心臓の幅の割合（%）を計算する。
  - →正常値：50%以下

心胸郭比の考えかた

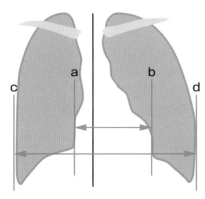

心胸郭比（CTR）
=ab/cd×100（%）
ab：心臓の幅
cd：胸郭の幅

患者さんによく質問されること

Q 放射線被ばくによる症状が出ませんか?

A 被ばく量はごく少量なので、大きな問題はありません

　X線検査による被ばく量はわずか（胸部撮影で0.07 〜 0.25mGy）なので、人体への影響はほとんどないこと、検査を受けるメリット（適切な診断を受けられるなど）を伝え、不安の軽減に努める。

　検査後に妊娠が判明した場合でも、大きな問題は生じない（流産や奇形が発現する放射線量は100mGy以上とされるため）。

異常所見

【胸部】

■正常

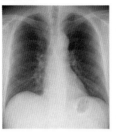

■異常（肺炎の例）

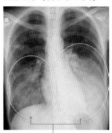

気管支透亮像を伴う浸潤影

胸部X線でわかる異常

- ●異物
- ●気管狭窄
- ●胸水
- ●縦隔気腫
- ●心陰影の拡大
- ●大動脈弓の突出
- ●内臓逆位
- ●無気肺
- ●肺腫瘍

- ●横隔膜の挙上
- ●気胸
- ●縦隔拡大
- ●皮下気腫
- ●脊椎側弯
- ●大動脈の拡張像
- ●肺の過膨張
- ●骨折
- ●石灰化

【腹部】

■異常（小腸閉塞の例）

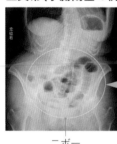

ニボー

拡大すると…

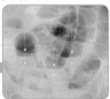

腹部X線でわかる異常

- ●石灰化
- ●腸管外ガス
- ●異物
- ●内臓逆位
- ●肝腫大

- ●胃・腸管ガス
- ●腹水
- ●皮下気腫
- ●大動脈の拡張像

拡張した小腸内で、消化管ガスと液体貯留とで液面（ニボー）が形成されている。ニボーは立位撮像で明確になる

【四肢】

■正常

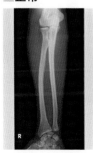

■異常（骨折の例）

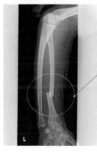

転位（位置のズレ）を伴う骨折

四肢のX線でわかる異常

- ●骨折
- ●骨形態異常

- ●脱臼
- ●骨腫瘍

画像提供：塩見英佑

（本村優枝）

4

単純X線

上部消化管X線造影

 10～15分　苦痛度 😐 😣 😑　検査着：必要　絶食：必要

かかわる科
消化器

検査の概要

【目的】
● 胸やけ・悪心など、食道・胃・十二指腸の疾患を疑う症状がある場合に行われる。
・**食道**：食道がん、食道炎、食道静脈瘤など
・**胃**：胃潰瘍、胃がん、胃炎、胃ポリープなど
・**十二指腸**：十二指腸潰瘍など

【方法】
① 発泡剤→バリウムの順に飲む*。
② 撮影者の指示に従って体位を変えながら、粘膜にバリウムを付着・伸展させ、上部消化管の撮影を行う。

【禁忌】
● 消化管の急性出血　● 消化管の穿孔・閉塞
● バリウム過敏　● イレウス

【注意】
● 妊娠または妊娠の可能性

*まれに、鼻腔からチューブを挿入し、空気やバリウムを投与する場合もある。

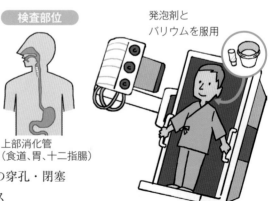

検査部位

上部消化管
（食道、胃、十二指腸）

発泡剤と
バリウムを服用

準備のポイント

【前日】
- 21 時以降は絶飲食となる。

【当日】
- 当日は絶飲食となる。
- 常用薬については、医師に確認が必要である。
  - →特に糖尿病治療薬(ビグアナイド系薬)を服用している場合は注意する(→ p.222)。
- 持続点滴を行っている場合、検査中はロックする。
- 検査室への移動、検査着への着替えが必要である。
- 鎮痙薬（ブチルスコポラミンまたはグルカゴン）の筋肉注射を行う（→ p.180）。
  - →胃の蠕動運動を抑えて鮮明な画像を得るためである。
  - →鎮痙薬は、心疾患・緑内障・前立腺肥大症患者は禁忌となる。
- バリウム・発泡剤を服用する。
  - →バリウム以外の造影剤（ガストログラフィン®）もある。

申し送りのポイント

- 常用薬、既往、検査台への移動が可能か、ADL 状況について伝える。

検査中の注意点

- バリウムと発泡剤を服用すると、発泡剤から発生した二酸化炭素で胃が膨らみ、げっぷがしたくなるが、げっぷはしないよう、がまんすることを伝える。
- 消化管の内壁をはっきりと写し出すためには、内壁に薄くまんべんなくバリウムを付着させる必要がある。そのため、機械で透視台を動かしたり、患者自身に体の向きを変えてもらったりし、胃の内壁全体に行き渡るようにすることを伝える。
- 不安の強い患者に対しては、何かあれば、看護師やスタッフがすぐに駆けつけられる状態であることを伝える。

実施後のケア

- 下剤を服用し、24時間で排泄できるようにする。
  - →特に、便秘ぎみの患者に対しては、必ず下剤を用いる。
- バリウムが排泄されるまで、便の性状を確認する。
  - →バリウムが正しく排泄されないと、便秘やイレウスが生じる（完全に固まると腸閉塞となる）。白色便から普通便になるまで、確認を怠らないことが大切である。

【急変予防に重要な観察項目】
- バイタルサイン（血圧低下、頻脈）　● 腹部症状

「あわせて見たい」関連する検査・指標

- 上部消化管内視鏡検査
  - →上部消化管X線造影検査で異常が指摘された場合は、実施を検討する。
- ヘリコバクターピロリ抗体
- ペプシノゲン検査

患者さんによく質問されること　被ばくについては→p.172

Q この検査には、どんな副作用がありますか？

A バリウムが排泄できさえすれば、危険な副作用は生じません

　この検査により、重篤な副作用（アナフィラキシーショックなど）が生じる可能性は非常に少ない。

　ただし、バリウムを排出できないと腸管穿孔が生じうるため、検査後には下剤を服用して水分を多めに摂取すること、普通便に戻るまでは、アルコール摂取を控えて脱水・便秘を防ぐように伝える。また、発泡剤を服用した際に痛みが生じ、血圧低下を起こす場合がある。

異常所見

●ヒダ・辺縁の見え方の異常、バリウムをはじいている箇所、異常な陥凹などが
　異常としてみられる。

【食道】

■正常   ■異常（食道がんの例）

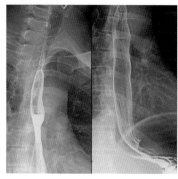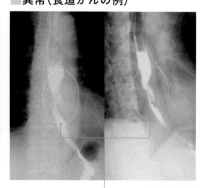

潰瘍形成を伴う陰影欠損

【胃】

■正常   ■異常（胃がんの例）

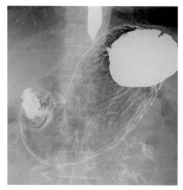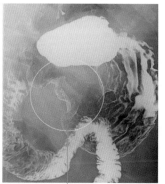

胃前庭部に潰瘍形成を伴う5cm程度
の進行胃がんを認める

画像提供：塩見英佑

（定金亜由子）

注腸X線造影

⏱ 15~20分 ｜ 苦痛度 😐😐😣 ｜ 検査着：必要 ｜ 絶食：必要

かかわる科
消化器

検査の概要

【目的】
● 血便や便通異常・腹痛などの症状、便の変化により、大腸疾患が疑われる場合に行われる。
　・大腸がん、大腸ポリープ、クローン病、潰瘍性大腸炎、大腸憩室など

【方法】
① リドカインゼリーを肛門内に塗布する（このときに、直腸に腫瘍性病変がないかも確認するとよい）。
② 肛門から専用カテーテルを挿入し、バリウム（200 ~ 400mL）と空気を注入して大腸を膨らませる。
③ 撮影者の指示に従って体位を変えながら、粘膜にバリウムを付着・伸展させ、大腸（直腸から回盲部）の撮影を行う。

【禁忌】
● バリウム過敏
● 消化管穿孔
● イレウス

【注意事項】
● 妊娠または妊娠の可能性

検査部位

直腸から回盲部までの異常の有無を観察

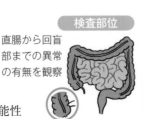

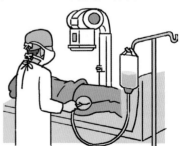

空気とバリウムを注入してから撮影する

準備のポイント

【前日】

- 原則として、前日の食事は低残渣食とする（主治医の指示を確認する）。
- 検査前日・当日に下剤を服用し、腸内を空にする。
- 常用薬について医師に確認する。
  - →糖尿病治療薬（ビグアナイド系薬）を服用している場合は注意する（→ p.222）。

【当日】

- カテーテルを挿入しやすい「穴あきの検査下着」へ着替える。
- 腸の動きを抑えて鮮明な画像を得るため、鎮痙薬（ブチルスコポラミンやグルカゴン）を検査直前に筋肉注射する。
  - →心疾患・緑内障・前立腺肥大症の既往がある場合には、鎮痙薬は禁忌となる。

申し送りのポイント

- 前日の食事内容や、排便状況を伝える。
- 常用薬の服用指示がある場合、内服内容を伝える。
- 検査台への移動などが可能か、ADL 状況を伝える（検査の質にかかわるため）。

検査中の注意点

- バリウムの注入時、消化管抵抗減弱部の穿孔・破裂・迷走神経反射によるショックを起こす可能性があるため、患者の様子や腹痛の出現に注意する。
- 専用カテーテル挿肛後、痛みがないか確認する。空気を大量に送気するため、腹部膨満感が生じることを説明し、痛みがあったら伝えてもらう。
- 検査中は機械で腹部を押さえることがあるが、疼痛があれば遠慮なく伝えるよう指導する。
- 頻繁な体位変換が必要で、寝台が動くため、しっかり手すりにつかまるように伝え、転倒に十分注意する。

実施後のケア

●検査後はバリウムの排泄を促すため下剤を服用する。
　→バリウムを含む便は白くなるが、正常な反応であること、徐々に色が元に戻ることを説明する。
●普通便（茶色便）になったか知らせるよう指導する。
　→入院中の患者であれば、排便時に看護師が便の性状を確認してもよい。

【急変予防に重要な観察項目】
●バイタルサイン（血圧低下、頻脈）、顔色、冷汗
●腹部症状

「あわせて見たい」関連する検査・指標

●下部消化管内視鏡検査、CT
●便潜血、腫瘍マーカー（CEA）

患者さんによく質問されること

被ばくについては→p.172

Q カテーテルからのバリウム注入は、痛くありませんか?

A ちょっと不快感はありますが、痛みはほとんどありません

　カテーテル挿入時やバリウム注入時は、患者に声をかけながら行うこと、体の力を抜いてゆっくり呼吸することで不快感を最小限にできることを説明する。

診療放射線技師からのワンポイントアドバイス

　鎮痙薬（ブチルスコポラミン［ブスコパン®］、グルカゴン）の作用を理解することは、特に消化管関連の画像検査では重要となる。
　特に、通常使用されているブスコパン®は、右表の疾患が禁忌となることを押さえておいてほしい。

ブスコパン®禁忌	●前立腺肥大症 ●緑内障 ●心疾患など

異常所見

●黒っぽい影が出たら異常と判断される。
　→大腸がんやポリープは、バリウムをはじくので黒く写る。
●リンゴの芯のような形（アップルコアサイン）は、進行がんと診断される。
　→腸の内腔が狭くなるために生じる。

■異常（大腸ポリープの例）

拡大すると…

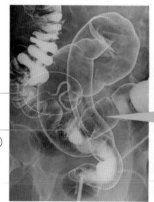
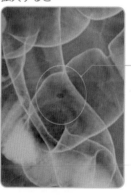

正常な
虫垂

ポリープ
（S状結腸）

バリウムをはじく
4mm程度の円形
透亮像を認める

■異常（憩室の例）

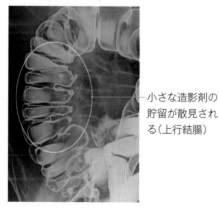

小さな造影剤の
貯留が散見され
る（上行結腸）

■異常（進行大腸がんの例）

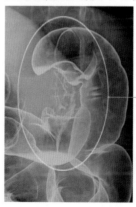

アップルコア
サイン（横行
結腸脾弯曲部
に全周性狭窄
を認める）

画像提供：塩見英佑

（笹森徳子）

マンモグラフィ

 約10分 ｜ 苦痛度 😐😟😣 ｜ 検査着：不要 ｜ 絶食：不要

かかわる科
乳腺科

検査の概要

【目的】

●一般に、乳がん検診の問診や触診、乳腺分泌物の確認などで乳房に腫瘤（しこり）やひきつれなど異常が認められた場合に行う。

　・乳がん、乳腺線維腺腫、乳腺症など

　→触診ではわからない小さな腫瘍や石灰化病変を調べる。

【方法】

①立位で、乳房を撮影台の上にのせる。

②圧迫板で乳房を圧迫し、乳房の厚みが平滑になるようにして撮影する。

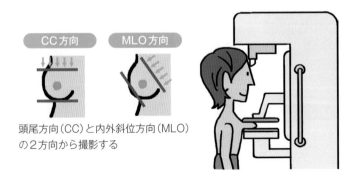

頭尾方向（CC）と内外斜位方向（MLO）
の2方向から撮影する

【禁忌】

- 豊胸術、人工物による乳房形成術
- 医療機器の挿入
  （心臓ペースメーカー、CV ポートなど）
- 妊娠および妊娠の可能性がある場合

準備のポイント

【当日】

- 食事や内服の制限は特にない。
- 乳房の露出があるため、羞恥心に十分配慮する。
  →衣類が写らないよう上半身裸になる。
- 乳房の圧迫と正しいポジションが重要であること、乳房圧迫に伴う痛みが生じる恐れがあることを、十分に説明する。

申し送りのポイント

- 検査に対する不安の有無を、実施する診療放射線技師へ伝える。
  →患者に不安がある場合は、その内容についても伝える。

検査中の注意点

- 疼痛などの苦痛の有無を適宜確認する。
  →かなり強い圧で圧迫されるため、気分不快、冷汗などを起こす患者もいる。声かけしながら、患者の様子に変化がないか、十分に確認する。

実施後のケア

●特になし

【急変予防に重要な観察項目】

●ふらつき、転倒など

→乳腺を圧迫されることで、激しい痛みによる血圧低下に伴い、ふらつきが起こることがあるため注意する。

「あわせて見たい」関連する検査・指標

●医師による視診・触診
●乳腺超音波検査
●細胞診・組織診

→精密検査が必要と判断された場合、細胞診・組織診を実施。画像診断と細胞診・組織診の結果により、診断が確定される。

患者さんによく質問されること

Q マンモグラフィは、どんな年代の人にも有効なんですか?

A 乳腺が減ってくる年代（50歳程度）からは特に有効です

　50歳以下の乳腺が多い若い人では、マンモグラフィによって乳がんを見つけることは難しい。また、放射線を使用するので妊娠している人には適さない。そのような患者の場合は、超音波で診断する場合がある。

　なお、マンモグラフィでは、コントラストのよい画像を作るため、エネルギーの低いX線を用いている。

異常所見

● マンモグラフィは、左右を比較して判定する。
● 石灰化や腫瘤、乳腺は白く描出される。

【右MLO】
乳がんを強く疑う例

2cm程度の高濃度腫瘤
を認める。腫瘤内・周囲
に多形性石灰化（微細石
灰化）を認める

【左MLO】
正常例

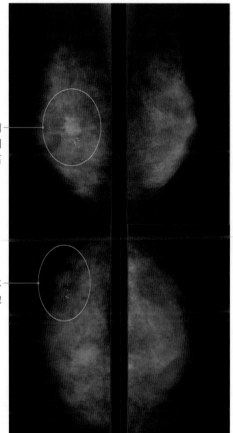

【右CC】

MLO画像ほど明瞭では
ないが、濃度上昇域と微
細石灰化がみられる

【左CC】
正常例

画像提供：塩見英佑

（高橋明子、友寄真央）

185

ミエログラフィ
(脊髄造影)

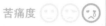

| ⏱ 約20分 | 苦痛度 ☺☺😖 | 検査着：必要 | 絶食：不要 |

かかわる科
整形外科

検査の概要

【目的】
● 脊椎腔内の神経組織の形状や交通性から、圧迫・狭窄の位置や程度を評価するために造影剤を用いる。
　・脊柱管狭窄症　　・腰椎すべり症
　・脊髄腫瘍　　　　・椎間板ヘルニア　など

【方法】
①硬膜内にヨード造影剤を注入する（必要時、髄液を採取する）。
②撮影者の指示に従って体位を変えながら、撮影を行う。

【禁忌】
● ヨード造影剤アレルギー
● 喘息

【注意事項】
● 妊婦（安全性は確立していない）

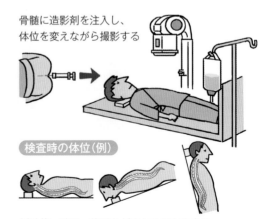

骨髄に造影剤を注入し、体位を変えながら撮影する

検査時の体位（例）

側臥位、前屈、後屈などをとることもある

186

準備のポイント

X線造影剤のなかには、脊髄腔内投与禁忌の製剤もあることに注意する

【当日】

- 検査の同意書が取得されていることを確認する。
- 事前に検査の目的・方法を説明し、必要に応じて穿刺部位の剃毛・清拭をする。
- 常用薬について、医師に確認する。
  - →糖尿病治療薬(ビグアナイド系薬)を服用している場合は注意する(→ p.222)。
- 検査着に着替える。
- 血管を確保し、点滴を開始する。
- 検査後は、臥床したまま CT 検査へと向かうため、検査室前にストレッチャーの準備をしておく。

申し送りのポイント

- 常用薬、既往について伝える。

検査中の注意点

- 検査台で側臥位になり、背中をかがめる姿勢から開始する。
- 腰椎の硬膜内にヨード造影剤を注入した後、体の曲げ伸ばしをすることで、脊椎の姿勢変化による脊髄の圧迫を評価する。
- 頸椎部の評価では、ベッドを傾けて頸部へ造影剤を流す。
- 続けて神経根造影検査や神経根ブロックを行うこともある (次頁)。
  - →腹臥位になり、腰椎をモニターで確認しながら特定の神経根を狙って針を進める。神経根に針が触れると放散痛が生じる。このとき、少量の造影剤を使用する場合もある。麻酔薬とステロイドを神経根の周囲に注入し、検査を終える。
  - →同時に、椎間板造影を行うこともある。
- 造影剤の注入に合わせて、腰や下肢にだるさや疼痛が出現することがあるが、しだいに治まることを説明する。

実施後のケア

- 医師の指示に従って、安静を保持する（多くの場合、1〜3時間程度）。
  - → CT撮影終了後、造影剤が頭蓋内に流入しないように、頭部挙上（15〜20度）は安静時にも継続する。
- 安静介助後の初回歩行は、看護師付き添いのもとで実施する。食事開始時間は医師の指示に従う。
  - → 麻酔を使うこともあるため、安全のために付き添い歩行や車いすを使用する場合がある。

患者さんによく質問されること

被ばくについては→p.172

Q この検査によって、どんな副作用（合併症）が起こりえますか？

A 造影剤の副作用や感染、頭痛、神経症状の悪化などが起こる危険があります

　ヨード造影剤は、基本的には安全な薬剤だが、検査直後〜数日後、かゆみ・発疹・発赤・悪心・嘔吐・息苦しさ（アレルギー症状）が現れることがある。

　検査後に現れる合併症は、薬剤アレルギーの他、頭痛、神経症状の悪化、髄膜炎などの感染症がある。

Q 造影剤を使った後、授乳しても大丈夫ですか？
その他、気をつけることはありますか？

A 念のため、24時間は授乳を控えたほうがいいでしょう

　母乳への造影剤の移行は、きわめて微量である。大きな問題はないと考えられるが、当院では、念のため24時間は授乳を控えるように勧めている。

　上記の他、アナフィラキシーショックなど副作用のリスクや、被ばくについて関心をもつ患者が多い。被ばく量は単純撮影より多いことを伝える。

【急変予防に重要な観察項目】
●バイタルサイン（血圧低下、頻脈）●意識状態、頭痛、嘔吐、けいれんの有無
●穿刺部位の状態（出血・血腫・疼痛の有無）

「あわせて見たい」関連する検査・指標

●神経根造影：神経組織の障害は、さまざまな原因によって生じる。どの部位の神経根によって痛みやしびれが生じているかを調べるのが「神経根造影」である。
　→疼痛やしびれを、局所麻酔やステロイドを用いて緩和するのが、神経根ブロックである。
●椎間板造影（ディスコグラフィ）：椎間板に造影剤を注入し、椎間板の変性度合いやヘルニアの部位などを診断する。
　→神経根造影・神経根ブロックや椎間板造影を行った場合、担当医は、検査後の痛み・しびれの程度を確認するため、それまで痛みを引き起こしていた姿勢や動きを再現するよう説明し、評価する。

異常所見

●脊髄腔内の神経組織の形状や交通性から圧迫や狭窄の位置・程度を詳しくみる（正常例には施行しない）。

【CTミエログラフィ】

■冠状断像 ■横断像

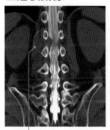 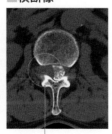

【CTディスコグラフィ】

■矢状断像

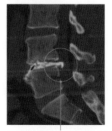

画像提供：塩見英佑

第2/3腰椎右椎間孔に長径2cmの腫瘤影を認める

腫瘤（造影剤の欠損）を認める

第4/5腰椎で椎間板が脊柱管内に突出している様子が明瞭にわかる

（友寄真央）

CT検査の概要

1 CT 検査でも、X 線を使う

- CT 検査は、人体周囲に回転させながら照射した X 線が透過した量から、人体の断面像や 3D 画像を作成する検査である。
- X 線を使うため、単純 X 線検査と同様に、骨など（X 線が透過しにくい部分）は白、空気や脂肪など（X 線が透過しやすい部分）は黒く写る。

2 CT 検査は「単純」「造影」に分けられる

- CT 検査は、造影剤を使用しない単純 CT 検査と、造影剤を投与して行う造影 CT 検査の 2 つに分けられる。

▓ CT 検査の概要

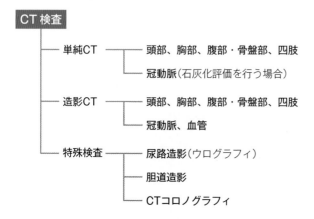

もっと詳しく！ 「X線・CT」使い分けの基準は？

画像検査は「目的」によって使い分けられている

- X線検査は2次元の画像（一方向から放射線を照射して焼き付けた画像）を得られる。CT検査は身体を輪切りにした画像、また、輪切りにしたたくさんの画像データを使用して作成した3次元画像が得られる。
- 医師は、それぞれの検査のメリット・デメリットをふまえ、患者の状態に合った検査を選択している。

▓ X線検査・CT検査のメリット・デメリット

X線検査	メリット	●放射線の被ばく量がCTより少ない ●撮影装置が広く普及している ●1日に多くの撮影ができる ●ベッドに寝たままでもポータブルX線を使えば必要な情報が得られる ●検査費用が安価
	デメリット	●他の臓器に隠れて見えにくい部分がある ●小さな病変、死角になる部分の病変の発見が困難な場合がある
CT検査	メリット	●短時間で高精度の画像を作成できる ●体内の様子がX線より正確に詳しくわかる ●多方向の断層像や3D-CT画像により、小さな病変でも発見できる
	デメリット	●放射線の被ばく量がX線に比べて多い ●撮影にはCT室への移動が必要なので、患者の状態によっては負担が大きくなる ●1日に撮影・診断できる患者数に限りがある ●検査費用がやや高い

後藤昇, 下山達宏, 本田晋久他：コメディカルのための画像の見かた. エクスナレッジ, 東京, 2013：17. より引用

（椛島久仁子）

コンピュータ断層撮影

CT：computed tomography

⏲ 10〜15分　｜　苦痛度 😐 🙂 🙂　｜　検査着：必要（場合による）　｜　絶食：必要

かかわる科

脳神経	呼吸器	循環器	消化器	整形外科	腎泌尿器

 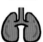 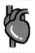 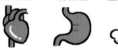

など

検査の概要

【目的】

● あらゆる部位（頭・胸・腹・骨）の疾患の判断に利用する。

　→造影剤を使用して臓器の血流および血管異常の有無を評価

　　（出血、梗塞、骨、石灰化、空気の描出）

【方法】

①臥位の状態で、診療放射線技師が位置決めをする。

　→造影剤注入方法は、通常注入かダイナミック注入かによって異なる。

②診療放射線技師が撮影する。

　→造影剤の注入方法にあわせて適切なタイミングで撮影する。

【禁忌】

● ヨード系薬剤アレルギーの既往

　（造影CT）

【注意事項】

● 妊娠中

　（造影剤は原則不可）

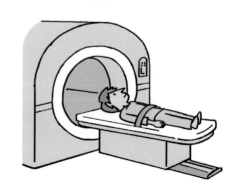

準備のポイント

【前日】

● 喘息の既往、ビグアナイド系糖尿病治療薬服用の有無を確認する。

  → 喘息のある人は、ない人に比べて、副作用が起こる頻度が高いといわれている。

  → ヨード造影剤は一過性に腎機能を低下させるため、腎から排泄されるビグアナイド系薬の血中濃度が上昇する。その結果、肝臓における乳酸からの糖新生が抑制されて乳酸が蓄積し、乳酸アシドーシスが起こることがある。一般的に、休薬期間は検査の前後48時間ずつとされている。

【当日】

● 検査室へ移動し、必要時は着替えを行う。その前に排尿も済ませる。

  → 撮影領域にある金属類はすべて取り外す（ヘアピン、義歯、アクセサリー類も含めて）。

● 午前中に実施する場合は朝食禁、午後に実施する場合は昼食禁となる。

● 内服状況を医師に確認する。

【造影CTの場合】

● 問診票に記入し、同意書を取得する。

● 食事摂取の有無も確認する。

● 造影剤は、原則、耐圧チューブを使用して投与する。

申し送りのポイント

● 常用薬、既往、アレルギー、造影剤使用の有無について伝える。

診療放射線技師からのワンポイントアドバイス

「造影CT」は特に注意!

　CTは、造影剤を使用する頻度の高い検査である。そのため、造影剤の副作用の発生件数は、他の検査と比べて多い。造影剤の副作用には、遅延性の症状もあるため、検査後の患者への説明が重要となる。

検査中の注意点

- 実施中、動かないように指導する。
- 不安の強い患者に対しては、何かあれば、看護師やスタッフがすぐに駆けつけられる状態であることを伝える。
- 体動が激しい場合は、医師により鎮静薬が使用されることがある。

【造影剤使用時】
- アナフィラキシー症状に注意する。
  - →蕁麻疹、皮膚のかゆみ、嘔気・嘔吐、頭痛、くしゃみ、注入時の熱感、冷汗などが起こりうる。ショックに至ると、呼吸困難や血圧低下、意識障害などが起こりうる。
- 血管外漏出を示唆する症状を見逃さない。
  - →疼痛、腫脹、水疱が生じる。重篤化すると、潰瘍形成やコンパートメント症候群なども起こりうる。

実施後のケア（造影 CT の場合）

- 造影剤の排泄を促すため、水分を多めに摂取するよう指導する。
  - →医師より水分摂取の制限がある場合を除く。
- 造影剤の副作用に注意する（→ p.188）。

【急変予防に重要な観察項目】
- バイタルサイン（血圧低下、頻脈）
- アナフィラキシー症状

「あわせて見たい」関連する検査・指標

- X 線検査
- MRI

異常所見

- 単純 CT では、多くの病変では低吸収に描出されるが、出血は高吸収となる。
- 造影 CT では、腫瘍の質的診断が可能となる。

【頭部（単純CT）】

■正常

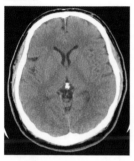

■異常（脳出血の例）

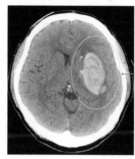

左被殻に長径6cmの高吸収域を認める。周囲には低吸収域（周囲浮腫）を伴っている

【腹部（肝細胞がんの例）のCT】

■単純 CT

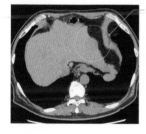

肝左葉外側区に長径3cmの淡い低吸収を示す腫瘤性病変が疑われる（やや見づらい）

■造影 dynamic CT：動脈相

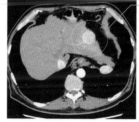

濃染を示す腫瘤が明確に描出されている

■造影 dynamic CT：門脈相

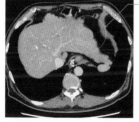

腫瘤の造影効果は低下している

■造影 dynamic CT：平衡相

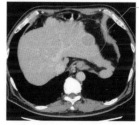

腫瘤は低吸収を示している。造影パターンからは、肝硬変により生じた肝細胞がんの所見と考えられる

画像提供：塩見英佑

（椛島久仁子）

MRI 検査の概要

1 MRI は、電磁波を用いた検査

- MRI 検査は、強い磁場をもつトンネル内に入って行う検査である。
- 画像データは、磁場と電波によって得られる。放射線を使わないことから被ばくのリスクがない。

2 MRI は「何を強調してみるか」を選択できる

- T1 強調画像では「水は黒・脂肪や造影剤は白」となるため、解剖学的構造がわかりやすい。
- T2 強調画像では「水は白」となるため、生理学的構造がわかりやすい。
- 上記の他、脳脊髄液が低信号となる T2 強調画像である FLAIR 画像、CT では判別できない超急性期の脳梗塞を検出できる拡散強調画像（DWI）などがある。

■ MRI を行う部位

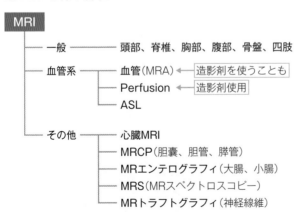

もっと詳しく! 「CT・MRI」使い分けの基準は?

- MRIは、造影剤を使わずに血管を写すことができるため、脳動脈瘤の経過観察によく使用される。しかし、検査に時間がかかること、体内金属があると実施できないことなどもあるなどのデメリットもある。
- CTは、検査時間が短く比較的簡便であること、細かい病変まで発見できることがメリットである。しかし、コントラスト(病変と正常組織との差)がMRIほどはっきりしていないこと、造影剤を使用しないと診断が難しい、被ばくがあるなどのデメリットもある。

MRI と CT

MRIの得意分野	●早期脳梗塞	●脳動脈瘤
	●乳腺	●血管(造影剤を使わない)
	●肝臓・胆嚢・膵臓・腎臓	●靱帯・半月版
	●軟骨	●骨腫瘍
	●神経・椎間板	●前立腺・膀胱
	●子宮・卵巣	
CTの得意分野	●脳出血	●肺がん・肺炎
	●尿路結石	●外傷(骨折など)
	●全身の緊急検査	●腸炎・腸閉塞　など
	●血管	

(椛島久仁子)

磁気共鳴画像

MRI：magnetic resonance imaging

⏱ 20〜40分 ｜ 苦痛度 😊 😐 😶 ｜ 検査着：必要 ｜ 絶食：不要

かかわる科

脳神経　呼吸器　循環器　消化器　整形外科　腎泌尿器

 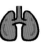 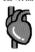 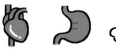

など

検査の概要

【目的】

● 脳、脊髄、骨盤臓器、軟部組織などの疾患の診断を目的として行う。

- ・血管疾患：梗塞、出血、動脈瘤など
- ・腫瘍性疾患：腫瘍、リンパ腫など
- ・結石、関節異常など：ヘルニアなど
- ・炎症性疾患

【方法】

① 仰臥位の状態で位置を決め、固定する。

② 耳栓、ヘッドホンを装着する。

③ 撮影する。

→ 部位により、撮影時間が異なる。

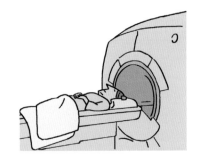

【禁忌(条件付MRI対応デバイスを除く)】

● 心臓ペースメーカー、ICD装着、スワンガンツカテーテル挿入中

● 医療用金属（金属クリップ、金属製人工弁、人工内耳）その他体内に金属類を埋め込んでいる場合

- ・医療用器具・機器（心電図モニター、輸液ポンプなど）

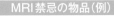
MRI禁忌の物品（例）

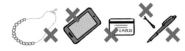

【注意事項】

● 妊婦

● 入墨、タトゥー（染料に含まれる酸化鉄が熱を帯びることがある）

準備のポイント

【当日】

● 検査室への移動・着替えが必要である。

　→強力な磁気を使用するので、金属製・金属を含む物は取り外す（カラーコンタクトレンズ・補聴器・義歯も除去）。

　→貼付剤やカイロ類も除去し、化粧していたら落とす。

　→吸湿発熱素材（ヒートテックなど）の衣服を着ている場合は体温上昇の可能性があるので注意する。

● 検査同意書を取得し、問診表に記入する。

　→体内に医療用金属類を埋め込んでいる場合は、医師の指示を受ける。

● 閉所恐怖症の人は、医師へ確認する。

申し送りのポイント

● 常用薬、既往、アレルギーについて伝える。

検査中の注意点

● 検査中、装置内では工事現場のような大きな音（装置内のコイルが振動する音）が連続して聞こえるが、検査終了までは動かないように指導する。

　→大きな音に対応するため、耳栓やヘッドホンをつけてもらうことを伝える。

　→撮影中に動いてしまうと、画像にブレが生じる可能性がある。体動が激しい場合は、医師の指示により鎮静薬を使用する。

● 不安の強い患者に対しては、何かあれば、看護師やスタッフがすぐに駆けつけられる状態であることを伝える。

実施後のケア

- 検査後、特に安静にする必要はない。
- 造影剤を用いた場合は、造影剤の副作用が出現していないか注意深く観察する（→ p.188）。

【急変予防に重要な観察項目】
- バイタルサイン（血圧低下、頻脈）
- アナフィラキシー症状

「あわせて見たい」関連する検査・指標

- X線検査
- CT

患者さんによく質問されること

Q なぜ、化粧も落とさないといけないのですか?

A 化粧品のなかには、金属を含むものもあります。
そのまま検査をすると、熱傷が生じる可能性があるためです

　MRI装置は強い磁場で強い電波を用いるため、金属成分を含む化粧品をしたままだと、まぶたや顔をやけどする可能性がある。また、信号欠損など画像に影響が出る。

　貼付剤をはがすのも、支持体に金属を含むものがあるためである。

異常所見

● MRIでは、いくつかの撮像を組み合わせて、その信号パターンで病変の性状を推測する。
　→多くの病変は、T2強調画像高信号、T1強調画像低信号を示すが、目的により DWI や FLAIR など他の撮像も行い、質的診断を行う。

【頭部単純MRI（超急性期脳梗塞の例）】

■ 拡散強調画像（DWI）

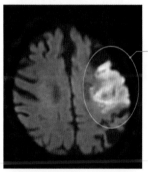

左前頭葉に広範な高信号域を認める

■ T2強調画像

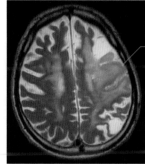

DWI画像と同様の所見に加え、両側大脳深部白質主体の高信号域、脳脊髄液の高信号もみられる

■ FLAIR画像

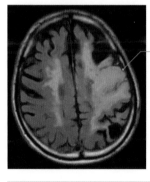

T2強調画像でみられる所見がよりわかりやすくなっている（脳脊髄液が低信号を示すため）

■ T1強調画像

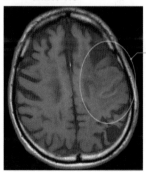

左前頭葉に淡い低信号域を認める

以上の所見の組み合わせから、左前頭葉の急性期脳梗塞の所見とわかる

画像提供：塩見英佑

（椛島久仁子）

RI 検査の概要

① シンチグラフィは RI 検査に分類される

● シンチグラフィは、アイソトープ（放射性同位元素）を含む薬剤を投与してガンマカメラで撮影し、「アイソトープの集積異常部位（集積亢進または低下 ＝ 病変部位）」を調べる検査である。

② シンチグラフィでみるのは「臓器の機能の異常」

● ここまで解説してきた X 線・CT・MRI では、臓器の「形態の異常」をみつけることができるが、シンチグラフィでは「機能の異常」をみつけることができるのが特徴である。

▇ シンチグラフィの位置づけ

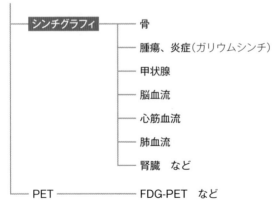

RI 検査

- シンチグラフィ
  - 骨
  - 腫瘍、炎症（ガリウムシンチ）
  - 甲状腺
  - 脳血流
  - 心筋血流
  - 肺血流
  - 腎臓　など
- PET ─── FDG-PET　など

もっと詳しく！ 「シンチグラフィとPET」の違いは?

- シンチグラフィとPETは、ともに三次元的に分布している放射線核種を任意の断層像としてとらえることのできる撮像法である。
- どちらも、臓器の機能や代謝をみることができるが、両者では使うアイソトープが異なり、扱う放射線の種類・撮像装置・データ収集方法も異なる。
- シンチグラフィの代表的検査は、心筋血流シンチ、脳血流シンチ、骨シンチなどである。
  - →シンチグラフィで用いられる放射性核種（アイソトープ）は、測定に適したエネルギーのγ線を放出し、半減期が短く、被ばく線量ができるだけ少なくなるものが用いられる。
- PETでは、腫瘍診断におけるFDG-PETが代表的な検査である。定量性に優れ、より細かな病変まで描出できるが、設備投資が大きいなどの理由から、実施できる施設が限られている。
  - →PETで用いる放射線核種は、フッ素-18、酸素-15などである。

放射性医薬品として用いられる主なアイソトープの種類

- ^{99m}Tc(テクネチウム-99m)
- ^{201}Tl(タリウム-201)
- ^{131}I(ヨウ素-131)
- ^{18}F(フッ素-18)　など
- ^{123}I(ヨウ素-123)
- ^{67}Ga(ガリウム-67)
- ^{133}Xe(キセノン-133)

（渡邊文子）

シンチグラフィ（シンチ）

scintigraphy

| ⏱ 10〜30分 | 苦痛度 😐😣😵 | 検査着：適宜 | 絶食：原則不要（検査による） |

かかわる科

脳神経   呼吸器   内分泌   整形外科   腎泌尿器

 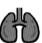   など

検査の概要

【目的】

● 病態の把握・形態、治療効果判定を目的として行う。

- **脳血流シンチ**：脳血管障害、認知症、てんかん
- **肺血流シンチ**：肺血栓塞栓症、肺高血圧症、呼吸器疾患
- **甲状腺シンチ**：甲状腺機能亢進症（バセドウ病）、甲状腺機能低下症（橋本病）、甲状腺炎、異所性甲状腺など
- **腎シンチ**：腎障害、腎不全、腎血管性高血圧
- **骨シンチ**：がんの骨転移、骨髄炎、原発性骨腫瘍
- **心筋血流シンチ**：狭心症、心筋梗塞
- **ガリウムシンチ**：腫瘍、炎症

【方法】

① アイソトープを静脈注射または経口投与・吸入する。

② 検査台に移動して撮影する。

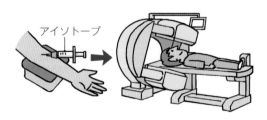

アイソトープ

【禁忌】

●核医学検査の薬剤によるアレルギーの既往がある人

【注意事項】

●妊娠、授乳中の人

準備のポイント

【前日】

●検査によって、制限や前処置が異なる。

　→心筋血流シンチ：カフェイン摂取禁止

　　脂肪酸代謝心筋シンチ、肝シンチ：絶食

　　ガリウムシンチ：下剤投与

【当日】

●薬剤（アイソトープ）の注射が必要となる。

　→検査の種類によって使用するアイソトープが異なる。

●撮像タイミングは、検査によって異なる。

　→経時的な変化をみるために、複数回撮像する場合もある。

●上記につき、必要であれば検査室に確認する。

●検査前に排尿をすませておく。

申し送りのポイント

●常用薬、既往について伝える。

●閉所恐怖症がないかも伝える。

●患者状態について伝える。

　→寝ているのがつらくないか、動かずにいられるか、など。

検査中の注意点

- 不安の強い患者に対しては、何かあれば、看護師やスタッフがすぐに駆けつけられる状態であることを伝える。
- 撮像時間や撮像回数を、あらかじめ説明しておく。
- アナフィラキシーショックなど副作用のリスクは非常に低い。

実施後のケア

- アイソトープによるアレルギーの有無を観察する（非常にまれ）。
- 水分摂取を促す（アイソトープの排泄を促すため）。
- 迷走神経反射、絶食による低血糖、下剤の副作用（脱水など）に準じたケアを行う。

【急変予防に重要な観察項目】

- バイタルサイン

「あわせて見たい」関連する検査・指標

- CT、MRI、超音波など

患者さんによく質問されること

Q 検査当日、食事を摂ってもいいのですか？

A 食事を摂ってもよいかは、検査によって異なります

　当日の食事摂取は原則可能だが、心筋血流シンチではカフェイン制限（薬剤による負荷がうまくかからなくなるため）、脂肪酸代謝心筋シンチや肝シンチでは検査前日の夕食以降絶食など、一部の検査では、食事や飲水の制限がある。

異常所見

● 異常所見は、骨転移のようにアイソトープの集積が亢進することもあれば、肺梗塞のようにアイソトープの集積が低下することもある。

【骨シンチ】

■正常

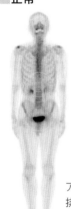

アイソトープは尿から排泄されるため、尿路（腎盂、尿管、膀胱）への集積がみられる

■異常（多発骨転移の例）

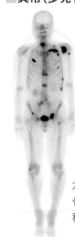

左肩甲骨、脊椎、肋骨、骨盤など、多発性に集積亢進を認める

【肺血流シンチ】

■異常（慢性肺動脈血栓塞栓症の例）

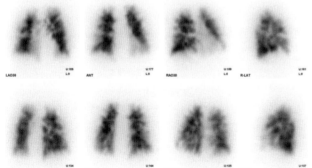

集積したデータから角度を変えて表示したもの。両肺の末梢を主体として、多発性に陰影欠損を認める

画像提供：塩見英佑

（渡邊文子）

207

血管造影の概要

[1] カテーテルを血管内に挿入し検査・治療を行う

- 血管造影は、血管内にカテーテルを挿入し、造影剤を注入しながら、目的とする血管を撮影する検査である。
  - → 血管造影により、血管の狭窄・閉塞や、腫瘍への栄養血管などの状態を把握することが可能となる。
- カテーテルは、手首（橈骨動脈）、肘部（上腕動脈）、鼠径部（大腿動脈）などから挿入する。
  - → 撮影を行いながら、カテーテルを用いて血管治療を行うことができる。

■血管造影の主な種類

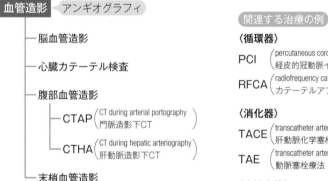

血管造影 ← アンギオグラフィ

— 脳血管造影

— 心臓カテーテル検査

— 腹部血管造影

　　— CTAP（CT during arterial portography／門脈造影下CT）

　　— CTHA（CT during hepatic arteriography／肝動脈造影下CT）

— 末梢血管造影

関連する治療の例

〈循環器〉

PCI（percutaneous coronary intervention／経皮的冠動脈インターベンション）

RFCA（radiofrequency catheter ablation／カテーテルアブレーション）

〈消化器〉

TACE（transcatheter arterial chemoembolization／肝動脈化学塞栓療法）

TAE（transcatheter arterial embolization／動脈塞栓療法）

〈末梢血管〉

EVT（endovascular treatment／末梢血管形成術）

もっと詳しく! 「血管造影とカテーテル治療」の関係

カテーテル治療が行われる領域は多岐にわたる

①循環器内科：急性心筋梗塞や狭心症の治療⇒PCI

- 冠動脈（心臓の栄養血管）が閉塞・狭窄している部位にカテーテルを挿入し、拡張することができる。
  - →例：心筋梗塞は、冠動脈が突然閉塞し、心臓が酸素不足状態となる疾患である。カテーテル治療により、冠動脈の血流を再開させることができる。

②脳神経外科：脳梗塞（血栓性）の血栓回収

- カテーテルを脳動脈に挿入し、血栓のあるところまでカテーテルを進めて、血塊を除去することができる。

③消化器内科：肝がんに対する動脈塞栓術⇒TACE

- 腫瘍のすぐ近くまでカテーテルを進め、そこから抗がん薬の投与や、腫瘍に栄養を運んでいる血管を閉塞させる薬剤を注入することで、腫瘍を縮小させることができる。

④腎臓内科：シャント狭窄部の拡張⇒PTA

- 透析で使用する内シャントの狭窄部位をカテーテルで拡張する治療法である。
  - →同じ内シャントを長く使用して透析を行うことができる。

⑤放射線科：止血術⇒TAE

- 交通事故などにより、動脈が損傷し出血している部位に、カテーテルを介してコイル（白金）を挿入し、止血することができる。

（岩本弓子）

アンギオグラフィ

angiography

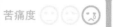

| ⏱ 60分〜数時間 | 苦痛度 😊 😐 😣 | 検査着：必要 | 絶食：必要（当日） |

かかわる科

脳神経　　消化器　　整形外科

など

検査の概要

【目的】

● 血管の狭窄部位や、腫瘍に栄養を運んでいる血管を把握する。
　→ 脳血管造影：主要血管の形態診断、脳血管障害、動脈瘤、脳腫瘍の血行支配の確認など
　→ 下肢動脈造影：下肢動脈の狭窄・閉塞・血行の診断など
　→ 腹部血管造影：臓器を栄養している血管の狭窄、閉塞の診断など

【方法】

① 局所麻酔を行い、血管を穿刺しカテーテルを挿入する。
② カテーテルが目標血管に到達したら、造影剤を注入し、撮影する。

【禁忌】

● 出血傾向、抗凝固薬投与
● 重篤な造影剤過敏症

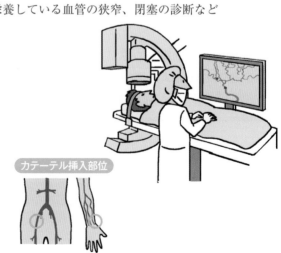

カテーテル挿入部位

準備のポイント

【当日】
- 検査当日は禁食となる。
- 常用薬については医師に確認する。
  - →ビグアナイド系薬（糖尿病治療薬）は中止する（造影剤との併用で乳酸アシドーシスをきたすリスクがあるため）。
- 検査着への着替えが必要となる。
  - →大腿動脈から挿入する場合は、オムツ着用となる。必要時は剃毛も行う。
- 膀胱留置カテーテル挿入が必要な場合もあるため準備する。
- 同意書の確認、身長・体重・腎機能（BUN、Cr）のチェックを行う。
- 穿刺部位およびその末梢側の動脈が触知できるかどうかを確認する。
- 穿刺部位を避けて血管確保し、ルートを長めにする（鎮痛目的で前投薬を行うため）。
- 検査室への移動が必要となる。
  - →検査台が高いため、階段を2段程度上がることが難しい場合は、ストレッチャーで移動する。

申し送りのポイント

- 既往、内服薬、中止薬、アレルギー・感染症の有無
- 穿刺予定部位

検査中の注意点

- 検査中は身体にドレープがかかり、清潔野となるため手足を動かさないよう患者に協力を求める。
- 不安の強い患者に対しては、何かあれば、看護師やスタッフがすぐに対応できる状態であることを伝える。

実施後のケア

- 循環不全の徴候の有無を観察する。
  - →穿刺部位より末梢側動脈を触知できるか、しびれの有無、皮膚色不良・冷感の有無を確認する。
- 穿刺部位の圧迫、安静保持に努める。
  - →穿刺部からの出血や血腫の予防のため、数時間安静が必要となることを説明し協力を得る。

【急変予防に重要な観察項目】
- 意識レベル、バイタルサイン（呼吸、血圧、脈拍）
- 疼痛の部位と程度
- 穿刺部位の出血・血腫の有無

「あわせて見たい」関連する検査・指標

- 造影 CT
- MRI
- 腎機能（BUN、Cr）

患者さんによく質問されること

Q 検査中、体が熱く感じたのですが…

A 造影剤を注入すると、一時的に体が熱くなるもので、異常なことではありません

　造影剤注入時には、体が熱く感じる。これは、一時的なものであることを事前に十分に説明しておくことが大切である。
　検査後は造影剤の排泄を促すために、水分を多めに摂取するように指導する。

異常所見

●多くの場合、造影剤が流れている部位は黒く描出される。

【脳血管(右内頸動脈)造影：脳動脈瘤の例】

■ 正面像

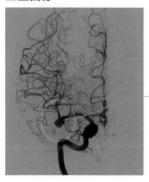

■ 側面像

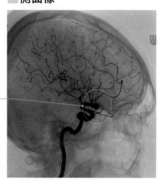

右中大脳動脈遠位部に
長径9mmの嚢状動脈
瘤を認める

アンギオグラフィ

【下肢(骨盤部)の血管造影：カテーテル治療前後の例】

■ 治療前

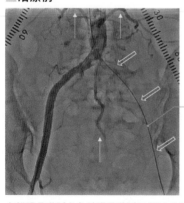

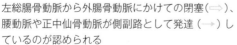

カテーテル治
療のワイヤー

左総腸骨動脈から外腸骨動脈にかけての閉塞（⇒）、
腰動脈や正中仙骨動脈が側副路として発達（→）し
ているのが認められる

★閉塞部は、造影剤による血管描出は認めないが、血
　管走行の様子はわかる

画像提供：塩見英佑

■ 治療後

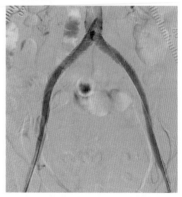

バルーン拡張・ステント留置後の画像。
左総腸骨動脈から外腸骨動脈にかけて
の閉塞は消失し、良好な開存が得られ
ている。側副路の描出も減弱している

（岩本弓子）

心臓カテーテル検査

cardiac catheterization

 30〜60分　苦痛度 　検査着：必要　絶食：必要（当日）

かかわる科

循環器

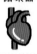

検査の概要

【目的】

●冠動脈の狭窄・閉塞部位を確認する。

　→病変部位が判明したら、同時に治療を行うこともある。

　　・心筋梗塞、狭心症などの冠動脈疾患　　・心臓弁膜症や先天性心疾患

　　・肥大型心筋症などの心筋疾患　　　　　・不整脈

【方法】

①局所麻酔を行い、カテーテルを挿入する。

②カテーテルが目標血管に到達したら造影剤を注入し、撮影する。

　→病変部位が判明したら、同時に治療を行うこともある。

【禁忌】

●出血傾向、抗凝固薬の投与　　　　●重篤な造影剤過敏症

●薬剤でコントロールできない不整脈　●非代償性心不全

準備のポイント

【当日】

●検査当日は禁食（午後に行う場合は朝食後より禁食）となる。

■心臓カテーテル治療の主な種類

バルーン拡張術

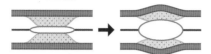

バルーンを狭窄部位で膨らませる

ステント留置

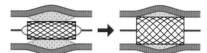

金属製の網（ステント）を狭窄部位に留置する

ローターブレーダー

高速回転するドリルで
プラークを削り取る

レーザー治療

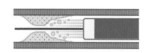

レーザーカテーテルを挿入し、
プラークをレーザーで分解する

カテーテルアブレージョン

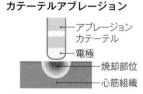

心筋の病変部位を焼灼する

- →常用薬については医師に確認する。ビグアナイド系糖尿病治療薬は中止する（造影剤との併用で乳酸アシドーシスをきたすリスクがあるため）。
- →抗血小板薬・抗凝固薬の有無を確認する。
- ●検査着への着替えを行う。
- →大腿動脈から挿入する場合は、オムツ着用となる。必要時剃毛を行う。
- ●同意書があることを確認し、身長・体重・腎機能のチェックする。
- ●穿刺部位を避けて血管確保し、ルートを長めにする（前投薬のため）。
- ●検査室への移動が必要となる。
- →検査台が高いため、階段を2段程度上がることが難しい場合は、ストレッチャーで移動する。
- ●穿刺部位より末梢側動脈の触知を確認する（必要時マーキングを行う）。

申し送りのポイント

- ●既往、内服薬、中止薬、アレルギー・感染症の有無
- ●穿刺予定部位

検査中の注意点

- 検査中は身体にドレープがかかり、清潔野となるため手足を動かさないよう患者に協力を求める。
- 不安の強い患者に対しては、何かあれば、看護師やスタッフがすぐに対応できる状態であることを伝える。

実施後のケア

- 帰室後に12誘導心電図をとり、治療前後の波形の変化の有無を観察する。
- 穿刺部位より末梢側動脈の触知が可能であるか、しびれの有無を確認する。
- 穿刺部位の圧迫、安静保持に努める。
  - →穿刺部からの出血や血腫の予防のため、数時間安静が必要となることを説明し、協力を得る。

【急変予防に重要な観察項目】
- バイタルサイン（血圧、脈拍、呼吸）
- モニター波形の異常の有無
- 胸部不快感の有無
- 穿刺部位の出血、血腫の有無
- 検査結果の確認（例：#2　75％狭窄あり　など）

患者さんによく質問されること　　　造影剤による熱さについては→p.212

Q　全身麻酔での検査ですか？

A　この検査は、局所麻酔で行います

検査は局所麻酔で行うため、意識は保たれることを説明する。

「あわせて見たい」関連する検査・指標

- 12誘導心電図
- 運動負荷心電図
- 心筋シンチグラフィ
- 心臓CT
- 心臓超音波検査

異常所見

- 多くの場合、造影剤が流れている部位は黒く描出される。

■正常

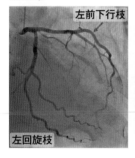

左前下行枝

左回旋枝

■異常

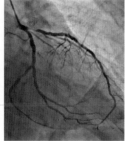

右前斜位、尾側方向から左冠動脈を造影した写真。左冠動脈は左前下行枝（LAD）と左回旋枝（LCX）に分かれる

右図では、左前下行枝の近位部に高度狭窄（▼）を認める

画像提供：髙橋寿由樹

■冠動脈の番号（AHA分類）

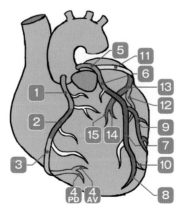

〈右冠動脈〉
1 近位部
2 遠位部
3 鋭縁枝〜後下行枝
4 後下行枝〜末梢
　＊4PD：後下行枝
　＊4AV：房室結節枝
　　　　があるもの

〈左冠動脈：左前下行枝〉
5 主幹部
6 主幹部〜第1中隔枝
7 第1中隔枝〜第2対角枝
8 第2対角枝〜左前下行枝
9 第1対角枝
10 第2対角枝

〈左冠動脈：左回旋枝〉
11 鈍角枝まで
12 鈍角枝
13 鈍角枝〜後側壁枝
14 後側壁枝
15 後下行枝

（岩本弓子）

■資料①：X線造影剤の種類と適応

分類	一般名	製品名	ヨード濃度	静脈内投与			血管内	
				造影CT	静脈性尿路	静脈性胆嚢胆管	IVDSA	脳血管
非イオン性モノマー	イオパミドール	イオパミロン®	150	○	○			
			300	○	○		○	○
			370	○	○		○	
	イオヘキソール	オムニパーク®	140	○				
			180					
			240	○	○			
			300	○	○		○	○
			350	○	○		○	
	イオベルソール	オプチレイ®	240	○				
			320	○	○		○	○
			350	○ 腹部のみ				
	イオメプロール	イオメロン®	300	○	○		○	○
			350	○	○		○	
			400		○			
	イオプロミド	プロスコープ®	300	○	○		○	○
			370	○	○		○	
イオン性ダイマー	イオトロクス酸	ビリスコピン®	50			○		
非イオン性ダイマー	イオジキサノール	ビジパーク®	270					○
			320					
	イオトロラン	イソビスト®	240					
			300					
イオン性モノマー	アミドトリゾ酸	ウログラフイン®	60%					
			76%					
油性	ヨード化ケシ油脂肪酸エチルエステル	リピオドール®	480					

○：添付文書において適応とされる項目

日本医学放射線学会造影剤安全性委員会：X線造影剤 製剤別適応一覧表.
http://www.radiology.jp/content/files/zoei20200401_02.pdf（2021.1.6アクセス）．より一部改変のうえ転載

髄腔内投与には、表中の丸印の製剤以外を使用しないこと

投与					髄腔内投与		その他						
動脈内血管／血管造影					脳槽脊髄				膵胆管				
心臓・肺	大動脈	選択的血管	四肢	IADSA	脳室・脳槽	脊髄	子宮卵管	逆行性尿路	ERCP	PTC	関節	唾液腺	リンパ系
				○				○					
	○	○	○	○				○					
○	○	○	○	○									
				○									
					○	○							
			○		○	○							
		○	○	○		○							
○	○	○	○										
	○	○	○	○									
○	○	○											
	○	○	○	○	警告（厳禁）								
○	○	○	○	○									
○	○	○											
	○	○	○										
○	○	○	○	○									
			○					○	○				
			○										
					○	○					○		
							○				○		
								○	○	○	○		
												○	
							○						○

4

219

■資料②：MRI 用造影剤の種類と適応

分類	造影剤		キレート構造	添付 重篤な腎障害のある患者の記載区分
	一般名	製品名略号		
細胞外液性造影剤	ガドテリドール	プロハンス® Gd-HP-DO3A	非イオン性環状型	原則禁忌
	ガドジアミド	オムニスキャン® Gd-DTPA-BMA	非イオン性線状型	禁忌
	ガドテル酸メグルミン	マグネスコープ® Gd-DOTA	イオン性環状型	原則禁忌
	ガドブトロール	ガドビスト® Gd-BT-DO3A	非イオン性環状型	原則禁忌
肝特異性造影剤	フェルカルボトラン	リゾビスト®		
	ガドキセト酸ナトリウム	EOB・プリモビスト® Gd-EOB-DTPA	イオン性線状型	慎重投与
経口消化管造影剤		フェリセルツ		
		ボースデル		

○：添付文書において適応とされる項目

＊効能または効果に関する使用上の注意の記載

(1)ガドリニウム造影剤を複数回投与した患者において、非造影T1強調MR画像上、小脳歯状核、淡蒼球等に高信号が認められたとの報告や脳の剖検組織からガドリニウムが検出されたとの報告があるので、ガドリニウム造影剤を用いた検査の必要性を慎重に判断すること

(2)本剤を含む線状型ガドリニウム造影剤は、環状型ガドリニウム造影剤より脳にガドリニウムが多く残存するとの報告があるので、本剤は環状型ガドリニウム造影剤の使用が適切でない場合に投与すること

文書	NSFリスク分類		投与経路	脳・脊髄躯幹部・四肢	肝臓	消化管
効能・効果に関連する使用上の注意の記載※	ESURガイドライン(ver.10.0)	ACRマニュアル(ver.10.3)				
(1)	低リスク	Group Ⅱ	静脈内投与	○		
(1)および(2)	高リスク	Group Ⅰ	静脈内投与	○		
(1)	低リスク	Group Ⅱ	静脈内投与	○		
(1)	低リスク	Group Ⅱ	静脈内投与	○		
			静脈内投与		○	
(1)	中リスク	Group Ⅲ	静脈内投与		○	
			経口投与			○
			経口投与			○

【ACRマニュアル NSF(腎性全身性線維症)リスク分類】

Group Ⅰ：多数のNSF症例に関連している造影剤

Group Ⅱ：混用されてないNSF症例がほとんどない造影剤

Group Ⅲ：(米国)市場に最近でてきた造影剤

日本医学放射線学会造影剤安全性委員会：MRI用造影剤 製剤別適応一覧表.
http://www.radiology.jp/content/files/zoei20200401_01.pdf(2021.1.6アクセス). より一部改変のうえ転載

■資料③：造影剤使用時は原則投与中止となる薬剤

分類	薬剤名	製品名	規格	備考
ビグアナイド系経口血糖降下剤	メトホルミン塩酸塩	メトグルコ®錠	250mg 500mg	大日本住友製薬
		メトホルミン塩酸塩錠	250mgMT 500mgMT	三和化学研究所、東和薬品、日医工、ニプロ、ファイザー、第一三共エスファ、日本ジェネリック、辰巳化学、トーアエイヨー
		グリコラン®錠	250mg	日本新薬
		メトホルミン塩酸塩錠	250mg	(後発品)シオノケミカル、東和薬品
ビグアナイド系薬配合剤	アログリプチン安息香酸塩／メトホルミン塩酸塩	イニシンク®配合錠	―	武田薬品工業
	ピオグリタゾン塩酸塩／メトホルミン塩酸塩	メタクト®配合錠	LD HD	武田テバ薬品
	ビルダグリプチン／メトホルミン塩酸塩	エクメット®配合錠	LD HD	ノバルティスファーマ
	アナグリプチン／メトホルミン塩酸塩	メトアナ®配合錠	LD HD	三和化学研究所
経口血糖降下剤	ブホルミン塩酸塩	ジベトス錠	50mg	(後発品)日医工
	ブホルミン塩酸塩	ジベトンS腸溶錠	―	(後発品)寿製薬

MT：高用量メトホルミン製剤の後発医薬品
HD：High Dose（高用量）
LD：Low Dose（低用量）

Part 5

生理機能検査

- ■心電図・血圧脈波
- ■超音波検査
- ■呼吸機能検査
- ■眼科領域の検査

生理機能検査の基礎知識

1 生理機能検査は直接、患者の体を調べる検査

- 生理機能検査（生体機能検査）は、検体（血液をはじめとした「患者から採取したもの」）を分析するのではなく、直接、患者の体を調べる検査の総称である。
- 生理機能検査にはさまざまな種類があるが、以下の3種類に分けられる。
  - ①「電気活動」を測定するもの：心電図検査、脳波検査、神経伝導検査、筋電図検査など
  - ②「形態の異常」を観察するもの：超音波検査、眼底検査など
  - ③「機能」を調べるもの：呼吸機能検査、聴力検査など

2 生理機能検査は、侵襲性が低い

- 生理機能検査は、検体を採取したり、造影剤などを使用したりしないため、負荷検査を除き、患者に及ぼす影響（侵襲）が少ないのが利点である。
- 生理機能検査は、患者の協力があってはじめて適切に実施できる検査である。
- 食事制限や体動制限など、検査によって注意点が異なることを把握しておきたい。

■生理機能検査の主な種類

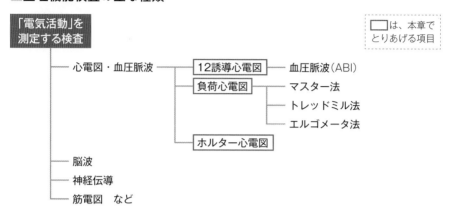

┌─────────────┐
│ □ は、本章で │
│ とりあげる項目 │
└─────────────┘

「電気活動」を測定する検査

- 心電図・血圧脈波
  - 12誘導心電図 ── 血圧脈波（ABI）
  - 負荷心電図
    - マスター法
    - トレッドミル法
    - エルゴメータ法
  - ホルター心電図
- 脳波
- 神経伝導
- 筋電図　など

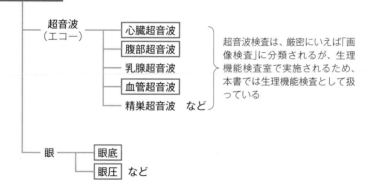

「形態の異常」を観察する検査

- 超音波（エコー）
  - 心臓超音波
  - 腹部超音波
  - 乳腺超音波
  - 血管超音波
  - 精巣超音波　など

  超音波検査は、厳密にいえば「画像検査」に分類されるが、生理機能検査室で実施されるため、本書では生理機能検査として扱っている

- 眼
  - 眼底
  - 眼圧　など

「機能を調べる」検査

- 呼吸機能（スパイロメトリー）
- 聴力　など

（岩本弓子）

225

心電図・血圧脈波の概要

⬜1 心電図では「電極を貼る位置」が重要

- 心電図検査は、以下の3種類がある。
  - ① 12誘導心電図
  - ② 負荷心電図
  - ③ ホルター心電図
- 心電図は、心臓に流れる微弱な電気の向き・速度をグラフ化したものである。
  - →「どの部位から、電気の流れをみるか」によって、得られる波形は異なってくる。そのため、正しい位置に電極を貼ることが重要となる。
- 胸部誘導の電極は、まず、基準となる「V1を第4肋間胸骨右縁」に貼り、そこを基準に貼っていくこととなる。
  - →第4肋間は、胸骨角（第2肋骨が結合している）をめやすとして探すとわかりやすい。
  - →なお、V6を貼る位置は「V4と同じ高さの中腋窩線」である。

⬜2 ABIは動脈硬化の程度を調べる検査

　　ABI（足首上腕血圧比）検査は、四肢の血圧・脈波から、動脈硬化の程度を判断する検査である。心電図に続けて行うことが多い。

12 誘導心電図

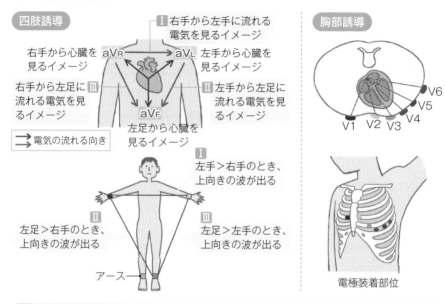

四肢誘導

Ⅰ 右手から左手に流れる電気を見るイメージ

右手から心臓を見るイメージ aVR → aVL 左手から心臓を見るイメージ

右手から左足に流れる電気を見るイメージ Ⅲ

Ⅱ 左手から左足に流れる電気を見るイメージ

aVF

左足から心臓を見るイメージ

⇒ 電気の流れる向き

Ⅰ 左手>右手のとき、上向きの波が出る

Ⅱ 左足>右手のとき、上向きの波が出る

Ⅲ 左足>左手のとき、上向きの波が出る

アース

胸部誘導

V6
V5
V4
V1 V2 V3

電極装着部位

5

患者さんによく質問されること

Q モニター心電図と12誘導心電図って、何が違うんですか？

A 使用の目的が違います。 モニター心電図は状態変化の早期察知、12誘導心電図は診断のための精密・正確な観察を目的として行っています

　12誘導心電図は、不整脈の診断・心筋虚血の評価など、正確に心筋の電位を確認するために使用する。12誘導心電図は、安静時に検査すること。1日のうち数秒間の記録であるため、発作的な不整脈などは、検査中に発生しない限り把握できない。

　一方、モニター心電図は、患者のV_1波形に近似した心電図を24時間リアルタイムに観察するものである。入院中の患者に装着し、データは無線でナースステーションに送られる。不整脈の早期発見、心不全の精査、心臓カテーテル検査における不測の事態に備えて装着されている。

（岩本弓子）

心電図（12誘導心電図）

ECG：electrocardiogram

 約5分　苦痛度 😊 😐 😣　検査着：必要　絶食：不要

かかわる科

循環器

検査の概要

【目的】

●不整脈や心筋虚血の状態を正確に把握する。

・胸痛、動悸などの胸部不快感のあるとき

・心筋梗塞、狭心症、心室肥大、心房負荷、不整脈の診断を行うとき

・術前の全身状態把握

【方法】

①仰臥位となり、胸部・四肢に電極を装着する。

②安静にした状態で、心電図を記録する。

【禁忌】

●特になし

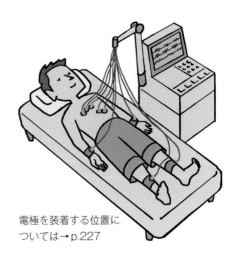

電極を装着する位置については→p.227

準備のポイント

【当日】

- 下着や靴下など、電極装着部位にあるものは除去し、仰臥位になってもらう。
  - →手首、足首、前胸部に電極を装着する。
  - →骨折や創などにより、手首・足首に電極が装着できない場合は、上下肢それぞれの他の部位に装着する。
- 心電計の記録感度が1mV/cm、紙送り速度は25mm/秒であることを確認する。
- 近くに電気製品（電気毛布など）がある場合は電源を切る。
  - →交流が混入するため
- 皮脂など皮膚の汚れはホットタオルやアルコール綿で拭きとっておく。
  - →基線の乱れの原因となるため
- 室温調整やタオルをかけるなどの配慮をする。
  - →寒さにより筋電図が混入するため

申し送りのポイント

- 特になし

検査中の注意点

- 検査中は、会話・体動・深呼吸を避けるよう説明し、協力を得る。
- 徐脈の場合は、オートからマニュアルモードに切り替え、通常より長時間測定する。

実施後のケア

● 電極をはがす。

　→ペーストを使用している場合は、きれいにふき取る。

【急変予防に重要な観察項目】

● 不整脈や ST 変化の有無の確認

● 胸痛、胸部圧迫感、呼吸苦などの自覚症状の有無

「あわせて見たい」関連する検査・指標

● モニター心電図

● 負荷心電図

● 血液検査データ（電解質、トロポニン）

● 胸部 X 線

患者さんによく質問されること

Q 心電図検査って、痛いですか?

A 痛みは生じません

　12 誘導心電図の場合、四肢と胸部に電極をつけるが、痛みはないことを説明する。

異常所見

■異常波形（ST 変化）

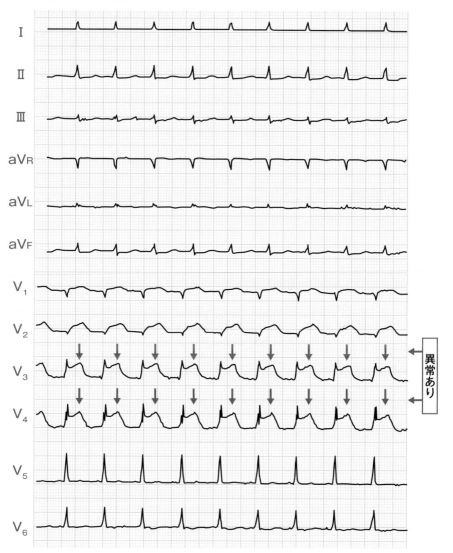

（岩本弓子）

負荷心電図

exercise electrocardiography

| ⏱ 10〜20分 | 苦痛度 ☺ 😣 😵 | 検査着：不要
（動きやすい服） | 絶食：不要 |

かかわる科

循環器

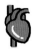

検査の概要

【目的】

● 通常の心電図検査で異常がみられないとき
● 狭心症の疑い（運動中の胸痛や不整脈など）があるとき

【方法】

● 一定の運動負荷をかけ、心筋での酸素需要を高め、心筋の虚血を意図的に誘発することによって異常の有無を調べる。
● 運動負荷のかけ方によって、以下の3種類がある。
　①マスター法
　②トレッドミル法
　③エルゴメータ法

【禁忌】

● 心疾患の既往
　→急性冠症候群、急性大動脈解離、重度の大動脈弁狭窄症、症候性の重大な不整脈、心不全、急性の心筋炎、急性肺塞栓症

■負荷心電図の種類

マスター法

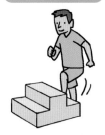

- 凸型の階段を規則正しく上り下りする
- 運動の前後に安静心電図をとる
- **メリット**：準備が簡便である
- **デメリット**：負荷中の心電図・血圧を観察しづらい

トレッドミル法

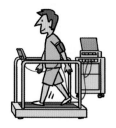

- 動くベルトの上を歩きながら心電図をとる
- ベルトのスピードと傾斜が変化する
- **メリット**：一般的な歩行運動で実施でき、過大負荷までかけやすい
- **デメリット**：転倒のリスクがある。歩行不安定、筋力低下患者は実施が難しい

エルゴメータ法

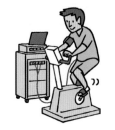

- 器具に乗り、ペダルをこぎながら心電図をとる
- ペダルの抵抗を変えることで負荷量を変化させる
- **メリット**：負荷量の厳密な調整が可能である
- **デメリット**：転倒のリスクがある。患者の協力がないと過大負荷がかけにくい

準備のポイント

【当日】

- 動きやすい服装に着替えてもらう。
- 検査室への移動が必要となる。

申し送りのポイント

- 常用薬、既往について伝える。
- 下肢の障害（歩行困難など）の有無を伝える。
  - →高齢の患者や、下肢に障害のある患者の場合は、開始時より、手や腕または肩などを支えて検査を行う。

検査中の注意点

- 狭心痛発作、意識消失、呼吸困難や重篤な不整脈、転倒事故が起こりうる。
  - →検査中は、傍らで注意深く観察し、症状出現時にはすぐに検査を中止する。
- 運動中には、モニター心電図に注意する。
  - →ST変化（上昇・低下）や心室頻拍（VT）などが出現した際は、ただちに運動を中止し、医師に報告する。

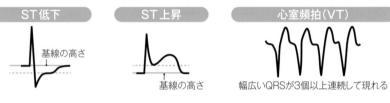

| ST低下 | ST上昇 | 心室頻拍（VT） |

基線の高さ

基線の高さ

幅広いQRSが3個以上連続して現れる

- 緊急時の対応を理解し、訓練しておく。

患者さんによく質問されること

Q ふだん運動しないので、やりきれるかどうか不安です…

A 運動負荷の強さは、患者さんの状態をみながら調節します

　運動負荷量は、年齢や性別、体重などによって調整する。

　マスター法の場合は、運動する時間（1.5分・3分・4.5分）や、階段昇降する速度によって運動量が調整されている。

　トレッドミル法の場合、年齢から計算された「目標心拍数」に達するまで運動負荷を行う。

　検査中に発作が起こることを不安に感じる患者も多いため、症状が起こったらすぐに中止すること、緊急時には迅速に対応できる体制をとっていることを説明しておくとよい。

実施後のケア

- バイタルサイン（血圧低下、SpO_2 低下、頻脈）の観察
- 胸痛、呼吸困難、チアノーゼの有無の観察
  - →症状がある場合は、医師にすみやかに報告する。
  - →意識消失による転倒防止のため、ベッドなどに臥床してもらう。

「あわせて見たい」関連する検査・指標

- モニター心電図
- ホルター心電図
- 血液検査データ（電解質、トロポニン）
- 胸部 X 線

異常所見

■負荷前（正常）　　　　　　　■負荷後（ST 低下・胸部症状なしの例）

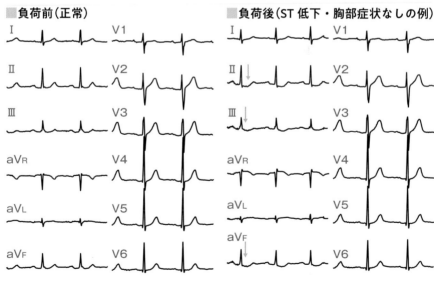

資料提供：小水流広子

（宮崎隆次）

ホルター心電図

Holter electrocardiography

| 🕐 24時間 | 苦痛度 😐 😑 😣 | 絶食：不要 | 入浴・シャワー禁 |

かかわる科

循環器

検査の概要

【目的】

● 不整脈精査（めまい、動悸などの原因精査）、狭心症精査（胸痛の原因精査）を目的として行う。

　→心電図検査や負荷心電図検査では診断がつかない場合

　→冠攣縮性狭心症では、労作と無関係に夜間や早朝に多く発作が見られるため、実生活の中で心電図を記録する必要がある。

【方法】

● 小型の心電図記録装置を 24 時間装着し、心電図波形を記録し解析する。

【禁忌】

● 特になし

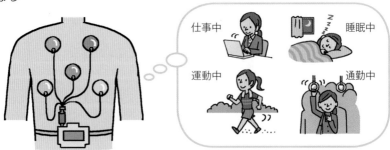

仕事中　睡眠中　運動中　通勤中

準備のポイント

【当日】

- 胸に電極をつけ、小型の装置を腰に固定し、携帯する。
  - → 24時間装着し続ける必要があるため、電極が剥がれないように装着する必要がある。
  - →電極装着前に皮脂を除去すること、電極シールの上からさらに固定用シールを貼る。コードも1本ずつテープで固定するなど工夫する。
- 携帯中に動悸や自覚症状があった場合は、心電計についているボタンを押してもらうよう説明しておく。
  - →患者は、被検者であり検者でもある。検査の主旨や方法、注意すべき点を十分に理解できるようにかかわる。
- 検査中の行動（服薬、食事、活動の内容）や、自覚症状が出現した時間などを、記録用紙に記載してもらう必要がある。
  - →患者本人が、記録を記入するのが難しい場合には、家族に協力を依頼する。

申し送りのポイント

- 常用薬、既往について伝える。

検査中の注意点

- 防水機能のない記録器の場合、入浴やシャワー浴はできない。
  - →最近では、防水機能のある装置も多い。
- 記録機に強い衝撃を与えたり、CT・MRIなどの電磁波が出る機械には近寄らないように注意する。X線、CT、MRIなどは画像に映り込んでしまうので、検査後に装着する。
- 皮膚の弱い患者は、電極を胸部に貼る絆創膏によるかぶれが生じる場合があるので、事前に確認しておく。

実施後のケア

●電極シールや固定テープによる皮膚のかぶれの有無を観察する。

【急変予防に重要な観察ポイント】

●特になし

患者さんによく質問されること

Q スマートフォンやパソコンを使ってもいいですか?

A 大丈夫です。 ただし、電磁波を発生させる器具や、静電気を帯びやすい素材の服は避けてください

　パソコンやスマートフォンは、強い電磁波を発生させないため、使用しても問題はない。しかし、低・高周波治療器、電気カーペット、電気毛布などは、心電図記録に影響を及ぼすため、使用不可となる。

　静電気を帯びやすい素材の代表例は、フリース素材である。

Q お酒を飲んでも大丈夫ですか?

A 大丈夫です。 日常生活の制限はありません

　飲酒やスポーツなど、日常生活レベルの制限は特にない。どのようなタイミングで症状が起こったかを記入しておくと、診断の確定につながりやすい。

Q もし、電極がとれてしまったら、どうすればいいですか?

A 装着しなおしてください。 はがれてしまった時間と状況を、記録用紙に記載してください

　電極が外れた場合は、同じ場所に貼り直し、上から絆創膏やテープなどで補強してもらう。その際は、記録用紙に忘れずに記載してもらう。

「あわせて見たい」関連する検査・指標

- モニター心電図
- 負荷心電図
- 血液検査データ（電解質、トロポニン）
- 胸部 X 線

異常所見

- 症状の有無と異常波形を関連づけて判断する。

■ 徐脈頻脈症候群の例

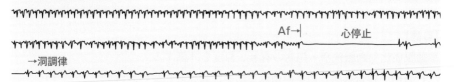

心房細動（Af）から洞調律に戻るときに、約6秒の心停止および補充収縮を認めた。めまい症状あり

■ 心室頻拍（VT）の例

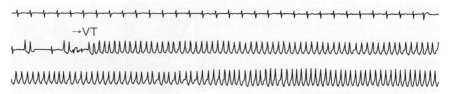

心室期外収縮2連発出現後、約3分持続するVTを認めた。動悸・胸部圧迫感あり

資料提供：小水流広子

（宮崎隆次）

足首上腕血圧比 (ABI) と 心臓足首血管指数 (CAVI)

ABI：ankle brachial index   CAVI：cardio-ankle vascular index

🕐 15〜25分　　苦痛度 😐 😐 😐　　検査着：不要　　絶食：不要

かかわる科

循環器

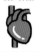

検査の概要

【目的】

● 動脈硬化や動脈狭窄・閉塞の有無・程度を評価する。

　→ ABI：動脈狭窄・閉塞の指標（閉塞性動脈硬化症の診断）

　→ CAVI：動脈硬化の指標

【方法】

① 仰臥位になり、機器を装着する。

② 安静にした状態で、第2肋間胸骨上にマイクを固定し、四肢の血圧と脈波を同時に測定する。

【禁忌】

● 特になし。ただし、以下の場合は注意が必要

　・下肢深部静脈血栓のある患者

　・大動脈瘤のある患者

　・透析シャントのある患者

　　→シャント側で血圧測定はできないが、非シャント側の血圧だけでも ABI 測定は可能

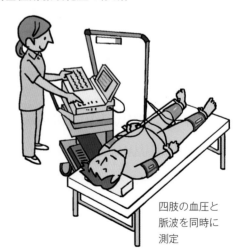

四肢の血圧と脈波を同時に測定

■ ABI と CAVI

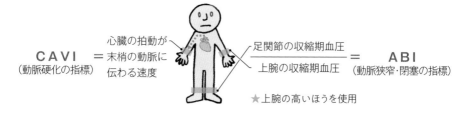

$$\text{CAVI} \underset{\text{(動脈硬化の指標)}}{=} \text{心臓の拍動が末梢の動脈に伝わる速度}$$

$$\frac{\text{足関節の収縮期血圧}}{\text{上腕の収縮期血圧}} \underset{\text{(動脈狭窄・閉塞の指標)}}{= \text{ABI}}$$

★上腕の高いほうを使用

準備のポイント

【当日】

- ●ベッドに仰臥位で休んでもらい、両腕・両足首に血圧計を巻いて検査を行う。
  - →両腕・両足の血圧を同時に測定する。
- ●磁気などを使う検査ではないため、時計などはつけたままでも検査ができる。
  - →厚手の上着や靴下は脱ぐ必要がある。
- ●検査時は、両手をからだの横に下ろして力を抜いてもらう。
  - →会話したり、身体を動かしたりしないように説明する。

申し送りのポイント

- ●既往の有無を伝える。
- ●透析を行っている患者の場合、シャントについて伝える。

検査中の注意点

- ●リラックスして受けることができるように、検査の説明や声かけを行う。
- ●専用の機器を使う場合、4か所同時に血圧測定を行うだけで、ABIとCAVIが自動的に算出される。
  - →病棟では、上肢の血圧測定を行った際、ドプラ血流計を用いて下肢の血圧を測定し、ABIを算出することもある。

実施後の注意点

- 特になし
- 動脈硬化の予防には、危険因子となる生活習慣病（高血圧や脂質異常症、糖尿病など）の予防・治療が重要であることを伝える。

【急変予防に重要な観察項目】

- 特になし

患者さんによく質問されること

Q なぜ、足の血圧を測るのですか?

A 足に動脈硬化がある場合、脳や心臓でも動脈硬化が生じていて、脳卒中や心筋梗塞などが起こるリスクが高いといわれているためです

　動脈狭窄・閉塞の症状は、末梢（特に下肢）から現れることが多い。下肢に生じる末梢動脈疾患として、閉塞性動脈硬化症（arteriosclerosis obliterans：ASO）が知られている。

　ASOでは、しびれ・冷感・間欠性跛行といった症状が現れる。進行すると安静時にも痛みが生じるようになり、潰瘍や壊死を生じて足切断が必要となることもある。

Q 脈波って、何ですか?

A 心臓の拍動により発生する血管の膨らみの変化です

　脈波は「血管壁が硬いほど早く伝わる」という性質をもつ。

　通常、動脈は軟らかく弾力性があるため、四肢に伝わるまでには一定の時間がかかる。しかし、動脈硬化が起こると動脈壁の弾力性がなくなるため、脈波が伝わる速度が速くなる。

脈波の伝わり方のイメージ

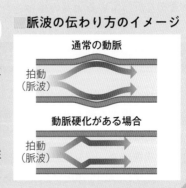

通常の動脈
拍動（脈波）

動脈硬化がある場合
拍動（脈波）

「あわせて見たい」関連する検査・指標

● 血液検査（中性脂肪、LDL-C、HDL-C、血糖など）
　→脂質異常症、糖尿病に関連する検査値を確認する。
● 下肢動脈超音波、下肢動脈造影　など

異常所見

【ABI】基準値：1.0～1.39

> <0.3の場合は切迫壊死が疑われる

● 低値（≦ 0.9）：末梢動脈閉塞症を疑う。
● 高値（≧ 1.4）：糖尿病などによる動脈の石灰化を疑う。

【CAVI】基準値：≧8.0

● 高値（≧ 9.0）：動脈硬化疑い（脳・心血管疾患のリスクが高い）と判断される。

■正常な脈波

心音図 1/2
右腕×1
左腕×2
右足1/2
左足1/2

〈血圧〉　　　〈ABI〉
右腕 123/83　右 1.16
右足 154/82　左 1.13
左腕 133/81
左足 150/83

■異常な脈波（間欠性跛行の例）

心音図 1/4
右腕1/2
左腕1/2
右足×1
左足×1

〈血圧〉　　　〈ABI〉
右腕 173/90　右 0.84
右足 149/83　左 1.17
左腕 177/91　左足に比べて低い
左足 207/86

間欠性跛行例：右足ABI低値を示している。右足血圧は上腕血圧に比べて低く、右足脈波は左足脈波に比べて立ち上がりが緩やかで、ピークが後方に移動している

資料提供：小水流広子

（川崎麻美）

超音波（エコー）検査の概要

①　超音波検査は「音の反響」を映像化するもの

- 超音波検査は、高い振動数（3 〜 24MHz 程度）をもつ音波を利用し、体内の構造物を描出する画像検査である。
  - →体外から当てた超音波は、臓器・血管の境界面や、組織内のさまざまな境界面で反射する。その跳ね返った音波を集めて解析し、画面上に表示したのが、超音波画像である。
- 放射線を使わないため、侵襲性がほとんどなく、妊婦にも安全に施行できるのがメリットである。

②　超音波検査を実施できる部位は限られている

- 超音波は、軟部組織（心臓、肝臓、膵臓、腎臓、脾臓などの実質臓器、筋肉、脂肪、血管など）ではよく伝わるため、画像として描出される。
  - →ガスがある肺・腸などでは、音波が散乱してその先に届かなくなるため、描出されにくい。
  - →骨など硬い部分では、音波がその表面で強く反射するため、描出されない。

③　検査部位によってプローブが異なる

- 超音波検査のプローブは、①コンベックス型、②リニア型、③セクタ型の3つに大きく分けられる。
  - →どこを検査するかによって使い分けられている。

▉超音波検査の実施部位

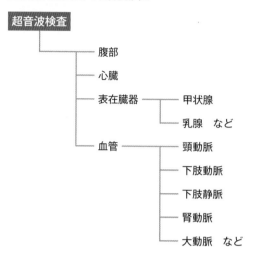

超音波検査
├─ 腹部
├─ 心臓
├─ 表在臓器 ─┬─ 甲状腺
│   └─ 乳腺　など
└─ 血管 ─┬─ 頸動脈
         ├─ 下肢動脈
         ├─ 下肢静脈
         ├─ 腎動脈
         └─ 大動脈　など

▉プローブの種類と特徴

コンベックス型	リニア型	セクタ型
周波数 3 〜 7MHz	周波数 5 〜 18MHz	周波数 2.5 〜 5MHz
ビーム方向 放射状	ビーム方向 垂直	ビーム方向 放射状
使用部位 **腹部全般** ●腎動脈 ●腹部大血管	使用部位 **浅い領域（表在組織）** ●上肢血管　●下肢血管 ●浮腫　　　●褥瘡 ●嚥下の状態	使用部位 **心臓**

（岩本弓子）

腹部超音波検査

abdominal ultrasoundgraphy

🕐 20〜30分　苦痛度 😊😐😣　検査着：必要　絶食：必要

かかわる科

消化器　　腎泌尿器　　内分泌　　産婦人科

   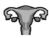

など

検査の概要

【目的】
●腹部の疾患に関する診断を行う。
・肝臓、胆囊、胆管、膵臓、腎臓、脾臓、腹部大動脈の疾患

【方法】
①仰臥位とし、検査用ゼリーを塗布する。
②プローブを当てながら観察・撮影を行う。
　→必要時、体位変換や息とめなどをしてもらう。

【禁忌】
●特になし

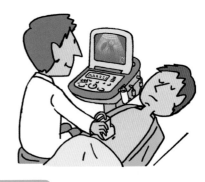

検査部位

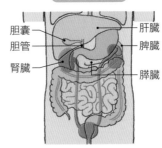

胆囊　　肝臓
胆管　　脾臓
腎臓　　膵臓

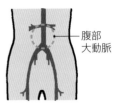

腹部大動脈

準備のポイント

【当日】
- 検査前の絶食が必要である（食事による胆嚢の収縮を避け、腸管へのガスを排除するため）。
  - →午前中の検査では「朝食不可」、午後の検査なら「朝9時以降の食事不可」となる。
  - →絶食期間中は、水・お茶の摂取は可能だが、乳製品・ジュース・コーヒーは摂取不可となる。
- 糖尿病治療薬は、禁食に伴い服薬中止となる。
  - →心臓病・高血圧など、欠かせない薬剤は通常どおり内服してもらう。
- 検査室への移動が必要となる。
- 検査着への着替えが必要である。
- 乳幼児では、スムーズに検査を行うため、鎮静薬を用いることがある。
- 下腹部の検査では、膀胱に尿をためる必要がある場合もある。

申し送りのポイント

- 常用薬について伝える。
  - →糖尿病治療薬は禁食に伴って中止、その他の薬剤は通常どおり内服する。
- 既往について伝える。
  - →手術によって臓器を摘出している場合、検査結果に反映されるため、忘れずに申し送る必要がある。
- 現在の患者の状況（呼吸状態、酸素吸入・点滴の有無）を伝える。

実施後のケア

- ゼリーをしっかり拭き取る。
- 食事・薬剤内服を再開する。

【急変予防に重要な観察項目】

● 急激な腹痛、嘔気・嘔吐の有無を確認する。

● 発熱の有無を観察する。

● ショック状態に陥っていないか観察する。

　→血圧低下、頻脈などがないか確認する。

検査中の注意点

● 腹部を出しやすいように前あきの検査着を着用する。

● 指示があったら、しっかり息を止めるように説明しておく。

● 気分が悪くなったら、がまんせず申し出るように説明しておく。

● 超音波を通りやすくするため、腹部にゼリーを塗るので、冷たく感じることがあることを説明しておく。

　→プローブと皮膚を密着させる（空気の層をつくらない）ようにすることで、超音波を通りやすくする。

● 検査中、プローブで圧迫することがある。

　→圧迫するのは、①臓器までの距離を短くすることで観察しやすくする、②腸管内のガスを移動させて観察しやすくする、③圧迫したときのエコー輝度の変化からそれがどのような基質のものか判断する、などの目的がある。

患者さんによく質問されること

Q 検査室ではなく、病室で超音波検査を受けることもできますか？

A ベッドサイドでも実施できます。　ただし、詳細な観察には向きません

　循環・呼吸状態が不安定な場合や、救急外来などでは、ポータブルエコーを用いて、ベッドサイドで超音波検査を行うこともある。

　十分な検査を実施するための患者の体位や検者のポジショニングがとれず、詳細な検査が実施できないことがある。

「あわせて見たい」関連する検査・指標

● 腹部超音波に異常がある場合は、以下を確認する。
  ・CT、MRI
  ・血液検査（CRP など）

異常所見

● 異常としてみられるのは、大きく分けて、以下の3つである。
  ①腫瘍や結石
  ②臓器の形・大きさの変化
  ③臓器実質のエコー輝度の違い（脂肪肝など）

【C型肝炎患者の例】

■正常

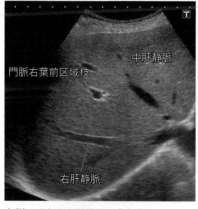

■異常（肝細胞がんの例）

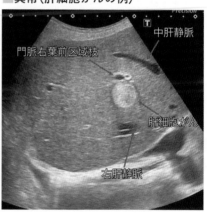

左側：明らかな異常はみられない

右側：同じ患者の2年後の画像。肝右葉前区域の門脈近傍に、約2cmの高エコー腫瘤を認める。薄い低エコーの縁取りも認められ、肝細胞がんの典型的な画像といえる

画像提供：金田　智

（宮崎隆次）

心臓超音波検査

echocardiography

| ⏱ 20〜30分 | 苦痛度 😐 😩 😫 | 検査着：必要 | 絶食：必要 |

かかわる科

循環器

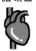

検査の概要

【目的】

● 心臓の壁や弁の形態や動き、血流の異常が疑われる場合に行う。

・形態や動きの異常：心房中隔欠損症、拡張型心筋症など

・血流の異常：弁膜症、心膜液貯留、大動脈解離など

● 一般的に行われている「経胸壁心臓超音波」について解説する。

→心臓超音波検査には、経食道心臓超音波（経口的に食道にプローブを挿入して観察・撮影する方法）、ストレスエコー（運動や薬剤により心臓に負荷をかけて超音波検査を行う方法）などもある。

【方法】

① 左側臥位とし、検査用ゼリーを塗布する。

② プローブを当てながら観察・撮影を行う。

→必要時、体位変換や息とめなどをしてもらう。

【禁忌】

● 特になし

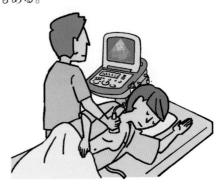

準備のポイント

【当日】
- 検査室への移動が必要となる（病室内で実施できることもある）。
- 検査着（前胸部を出しやすい服）への着替えが必要である。

申し送りのポイント

- 心不全の有無や重要度、呼吸状態を伝える。
  - →心不全による呼吸困難があり、起座呼吸をしている患者では、検査のために臥位をとると前負荷が増え、心不全が増悪する。場合によっては気管挿管が必要になったり、心肺停止に陥ったりする可能性がある。

検査中の注意点

- 痛みのない検査ではあるが、緊張があるので、リラックスを図る。
- 不安の強い患者に対しては、何かあれば、看護師やスタッフがすぐに駆けつけられる状態であることを伝える。
- 指示があったら、しっかり息を止めるよう説明する。
- 前胸部にゼリーを塗るので、冷たく感じることを説明する。
- 仰臥位へ体位変換して観察・撮影を行う場合もある。呼吸困難などの自覚症状が出現したら、すみやかに伝えてもらう。

患者さんによく質問されること

Q 痛みはありますか?

A 痛みはありません

超音波検査は、患者への侵襲は少ない。検査前にトイレなどをすませておく。

実施後のケア

- 前胸部のゼリーを拭き取る。
- 患者の状態変化の有無に注意して観察する。

【急変予防に重要な観察項目】

- バイタルサイン（意識レベル低下、呼吸状態変化の有無）
- 胸部症状

「あわせて見たい」関連する検査・指標

- 心電図
- 胸部 X 線
- 血液検査（BNP、TnT）
- 必要に応じて、心臓 CT や心臓 MRI、心臓カテーテル検査、負荷心電図なども行われる。

■心臓超音波検査でわかる生理的指標の基準値

項目	わかること	基準値
EF（駆出率%）	左室からの血液の駆出率	60 ～ 80% →50%以下：収縮不全を疑う
％FS（左室内径短絡率）	左室拡張径が収縮期に短縮した率	30 ～ 50%
LAD（左房径）	左房の直径	20 ～ 40mm
LVDd（左室拡張末期径）	左室の収縮機能（拡張時・収縮時の大きさ）	40 ～ 50mm
LVDs（左室収縮末期径）		30 ～ 45mm
IVS（心室中隔壁厚）	心筋の厚さ	8 ～ 11mm
LVPW（左室後壁壁厚）		→12mm以上：心肥大を疑う
RVD（右室径）	右心室が最も拡張したときの直径	10 ～ 25mm
EDV（拡張末期容量）	EDV-ESVから1回拍出量（SV）を算出できる	80 ～ 150mL
ESV（収縮末期容量）		20 ～ 80mL
IVC（下大静脈径）	50%以上の呼吸性変動があれば右房圧は正常	18mm →20mm以上：循環血液量増大 →10mm以下：循環血液量減少

異常所見（形態的評価）

■正常

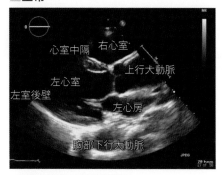

■異常（肥大型心筋症の例）

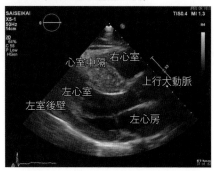

傍胸骨左縁長軸像の例

左：正常では心室中隔と左室後壁はほぼ同じ壁の厚さである

右：心室中隔は左室後壁と比較すると著明に肥大している。高血圧や大動脈弁狭窄症でも左室
　　　肥大を生じるが、左室壁全体がびまん性に肥大するのに対し、肥大型心筋症では左室の局
　　　所の壁が異常に肥大する

★カラードプラ法を用いると弁膜症などの診断も可能である

画像提供：神野雅史

もっと詳しく！　超音波検査の「ドプラ法」って何？

　ドプラ法とは、超音波の「ドプラ効果」を応用して、血液の流れる方向や速度
を把握するための検査で、血管の閉塞や狭窄、弁膜症や先天性心疾患の診断に
用いられる。

　ドプラ効果は、近づいてくる音は高くなり、遠ざかる音は低くなっていく現象で
ある。これを血液の流れに応用し、近づいてくる流れの波形と遠ざかっていく流れ
の波形を超音波診断装置で把握するのがドプラ法である。

　ドプラ法は、頸動脈や下肢の血管、心臓など、さまざまな血管や臓器の血液
の流れや速度を知ることができ、エコノミー症候群や下肢閉塞性動脈疾患の診断
によく用いられる。

　血流をみる検査のため、特に検査前の絶食などは必要ない。

（渡邉文子）

血管超音波検査

vascular ultrasoundgraphy

| ⏱ 約30分 | 苦痛度 😐 🙂 😣 | 検査着：必要 | 絶食：原則不要
（腎動脈のみ禁食） |

かかわる科

循環器　　腎泌尿器　脳神経

など

検査の概要

【目的】

●動脈硬化の進行具合や血流の状況を観察する。

- ・頸動脈：心筋梗塞、脳梗塞、大動脈解離、頭頸部動脈狭窄症
- ・下肢動脈：閉塞性動脈硬化症
- ・下肢静脈：深部静脈血栓症
- ・腎動脈：腎動脈狭窄、腎性高血圧

●透析患者のシャント血管の状態を確認するために行う場合もある。

【方法】

①仰臥位とし、検査用ゼリーを塗布する。

②プローブを当てながら観察・撮影する。

【禁忌】

●特になし

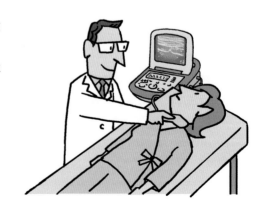

準備のポイント

【当日】
- 腎動脈の超音波検査の場合は、検査3時間前から禁食となるため注意する。
  - →食事を摂取すると、腎動脈が見えにくくなってしまう。

申し送りのポイント

- 検査部位を確認し、伝える。
- 腎動脈の検査の場合は、検査前に絶食しているか確認し、伝える。

検査中の注意点

- 検査部の皮膚を露出する必要があるため、差恥心に配慮する。タオルなどの掛ける物を準備しておくとよい。
- 血管超音波検査はドプラ法で行われることが多いが、注意点は通常の超音波検査と同様である。

患者さんによく質問されること

Q 検査中に痛みはありますか？

A 痛みが伴うことはありません

ゼリーを塗布して機械を検査部位に押し当てるだけなので、痛みを伴うことはない旨を説明する。

実施後のケア

● ゼリーを十分に拭き取る。

【急変予防に重要な観察項目】

● バイタルサイン（血圧、脈拍、呼吸など）

「あわせて見たい」関連する検査・指標

● 対象血管に応じて、みるべき指標は異なる。

　→頸動脈の場合は CT・MRI など、下肢動脈の場合は ABI/CAVI などを必要
　　に応じて確認する。

異常所見

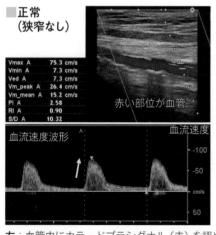

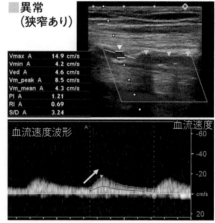

左：血管内にカラードプラシグナル（赤）を認める。下段の血流波形では急峻な立ち上がりの血
　　流波形が得られ、血管の狭窄は認められない

右：血管内にカラードプラシグナルが一部にしか認められず（▽は血管内腔）、血流波形の立ち
　　上がりも鈍化し、血流速度も低下。血管の狭窄・閉塞を疑う波形を示している

画像提供：神野雅史

（林　千尋）

呼吸機能検査の概要

1 呼吸機能検査は「換気障害」の有無をみる

- 呼吸機能は、換気機能とガス交換機能に分けられる。
- 換気機能は、吸息（空気を吸い込む）と呼息（空気を吐き出す）を繰り返すことにより、酸素を肺から体内に取り込み、二酸化炭素を大気中へ排出するはたらきである。
- 呼吸機能検査は、換気機能を調べる検査である。
- 換気障害は、拘束性、閉塞性、混合性（拘束性と閉塞性の混合）の3つに分けられる。

■換気障害の分類

正常な肺	拘束性換気障害	閉塞性換気障害

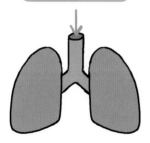 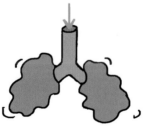 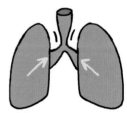

各項目の詳細については、p.260で解説

拘束性換気障害
- 肺が拡がらない
- 肺活量：低下
- ％肺活量：低下
- 残気量：低下
- 換気予防率：低下

閉塞性換気障害
- 息を吐くのが苦しい
- 残気率：上昇
- 残気量：上昇
- 1秒率：低下
- 分時肺胞換気量：低下

混合性換気障害
- 拘束性と閉塞性の混合

（石川琴果、後藤寛子）

スパイロメトリー

spirometry

| ⏱ 約20分 | 苦痛度 😐 😕 😣 | 検査着：不要 | 絶食：不要 |

かかわる科

呼吸器

検査の概要

【目的】

● 肺活量や換気量を調べる。

　・拘束性障害、閉塞性障害、混合性障害
　　の鑑別と程度の評価

【方法】

① 鼻をノーズクリップでとめる。

② マウスピースをくわえ、リラックスして
　楽に呼吸をする。

③ 安静にして、呼吸を数回行う。

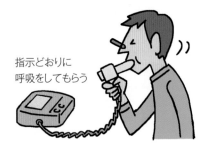

指示どおりに
呼吸をしてもらう

④ 安静呼吸による検査：肺内の空気を全部吐き出す。それ以上吐けなくなった状
　態から、ゆっくりと息を吸い始め、これ以上吸えなくなるまで息を吸う。再び
　ゆっくりと吐けなくなるまで息を吐く。その後、安静にして呼吸を行う。

⑤ 努力呼吸による検査：安静な状態から一気に息を吸い込み、その状態から可能
　な限り一気に息を最後まで吐き出す。

【禁忌】

● 気胸　● 骨折　● 肺炎　など

258

準備のポイント

● 検査予約時間の 30 分前までに飲食を済ませてもらう。
● 検査技師のかけ声に合わせて検査を行うので、耳の聞こえが悪い場合は、検査前に知らせるよう伝える。

検査中の注意点

● 鼻から息が漏れないように注意し、指示どおりの呼吸を繰り返す。
　→ノーズクリップをしない場合は特に注意が必要となる。

実施後のケア

● 呼吸状態の観察を行う。
　→指示どおりに呼吸をしてもらうため、検査後に、喘息発作や呼吸困難が出現する可能性がある。注意深い観察が必要である。

【急変予防に重要な観察項目】
● バイタルサイン（呼吸数、SpO_2）
● チアノーゼの有無
● 呼吸困難の有無
● 喘鳴の有無

「あわせて見たい」関連する検査・指標

● 胸部 X 線
● 胸部 CT
● 血液ガス分析
● 血液検査

異常所見

【グラフの見かた】

■ボリューム曲線

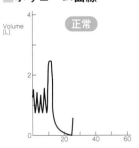

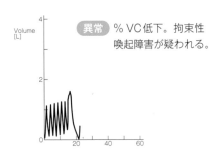

異常 ％VC低下。拘束性喚起障害が疑われる。

■フローボリューム曲線

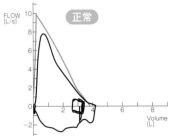

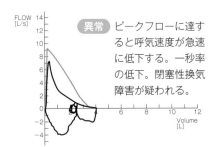

異常 ピークフローに達すると呼気速度が急速に低下する。一秒率の低下。閉塞性換気障害が疑われる。

資料提供：小水流広子

【それぞれの指標の見かた】

■肺活量　VC：vital capacity

● 最大に息を吸い、最大に息を吐く換気の量をさす。

→ 拘束性換気障害の判断や、呼吸不全の回復度の評価、人工呼吸器からの離脱の指標となる。

● 肺活量＝１回換気量（V_T）＋予備吸気量（IRV）＋予備呼気量（ERV）

→ V_T：普通に呼吸をしているときに肺が吸い込む空気の量（約500mL）

→ IRV：普通に空気を吸ったときからさらにできるだけ多く空気を吸い込める量（約2,000mL）

→ ERV：普通に空気を吐いたときから、さらにできるだけ多く空気を吐き出した量

換気障害の分類

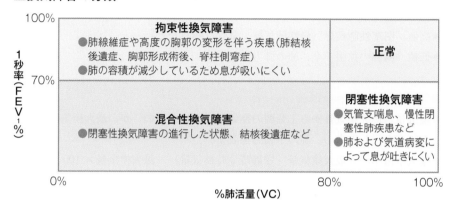

〈基準値〉

男性： $\{27.63 - (0.112 \times 年齢)\} \times 身長\,cm$

女性： $\{21.78 - (0.101 \times 年齢)\} \times 身長\,cm$

%肺活量　% VC：% vital capacity
- 肺活量と予測肺活量との割合
  → 肺活量（VC）÷ 予備肺活量 × 100

〈基準値〉

80％以上
- 低値：拘束性換気障害

残気量　RV：residual volume
- 最大限に息を吐いても肺胞内に残る空気と気道に残っている空気の量

〈基準値〉

1,000mL（めやす）
- 高値：高齢や気管支喘息、肺気腫や胸郭の障害（胸膜肥厚、呼吸筋麻痺など）
- 低値：肺実質の拘束性障害（肺線維症、肺がんなど）

残気率　RR：residual rate
- 残気量と全肺活量の比
  → 残気量（RV）／ 全肺活量（TLC）

〈基準値〉

20 ～ 35%

- 高値：閉塞性肺疾患（慢性肺気腫、気管支喘息など）
- 低値：胸郭の拡張不全、肺の弾力性低下

■換気予備率　breathing reserve

- 換気量（最大換気量から 1 分間の換気量を引いたもの）が、最大換気量に占める割合を示したもの。肺の予備力を表す。
- 換気予備率 =（最大換気量 − 安静時分時換気量）÷ 最大換気量 × 100（%）

〈基準値〉

70%以上

- 低値：換気機能障害

■ 1 秒率　FEV_1/FVC
: forced expiratory volume in one second/forced vital capacity

- 肺いっぱいに息を吸ったあと、一気に肺内ガスを吐き出し、呼気開始後 1 秒間に吐き出したガスの量（1 秒量：FEV_1）と吐き出したガスの総量（努力肺活量：FVC）の割合
- 主に閉塞性換気障害の指標となる。

〈基準値〉

70%以上

■分時肺胞換気量　MV：minute volume

- 1 分間あたりの肺胞換気量
- 分時肺胞換気量 =（1 回換気量 − 死腔量）× 1 分間呼吸回数

〈基準値〉

6L/分（平均）

- 高値：過換気
- 低値：閉塞性障害、肺胞低換気症候群
  →肺胞換気量が低下すると二酸炭素の排出が少なくなり、動脈血中の二酸化炭素が増加する。

（石川琴果、後藤寛子）

眼科領域の検査の概要

① 眼科領域の検査は主に4種類

- 眼科領域の検査として主に行われるのは、視力検査、視野検査、眼底検査、眼圧検査である。
- ここでは、全身状態と関連する眼底検査（眼底の血管・神経を観察するもの）と眼圧検査（眼内圧を測定するもの）の2種類を中心に解説する。

② 眼底出血や緑内障では全身症状が現れる

- 眼底検査でわかるのは、眼疾患だけではない。
  - →眼底出血は、糖尿病や高血圧、腎臓病が原因となって生じることも多いため、全科がかかわる検査だと認識する必要がある。
- 眼圧検査は、主に緑内障の診断に有用であるが、嘔気・嘔吐や頭痛といった全身症状が主訴であることも少なくない。緑内障は、治療が遅れると失明に至る危険があることを認識しておく必要がある。

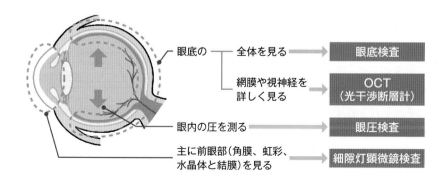

（川崎麻美）

眼底検査

ophthalmoscopy

⏱ 40〜50分 ｜ 苦痛度 😐 😟 😫 ｜ 検査着：不要 ｜ 絶食：不要

かかわる科
眼科

検査の概要

【目的】
●眼底の部位を観察し、異常の有無を調べる。
・動脈硬化、脳腫瘍、糖尿病、高血圧など
→眼底血管は、人体で唯一、肉眼的に観察できる脳血管である。目の疾患だけでなく全身の情報を得ることができる。
●動脈硬化の程度の指標にもなる。

【方法】
①まずは無処置で観察する。
②散瞳薬を点眼し30分、時間をあける。
③眼底カメラや眼底鏡で観察する。
④両眼を開いて一定の場所（固定灯）を見てもらい、瞳孔に光を当てて両眼それぞれ1枚ずつ写真を撮る。

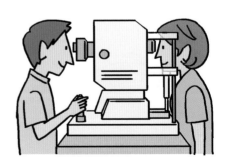

【禁忌】
●散瞳薬使用により、眼圧が急激に上昇する可能性がある場合

準備のポイント

【当日】

- 検査が順調に進むよう、患者に検査内容について十分に説明し、理解してもらう。
- 検査は数分で終わるが、散瞳時間を含めると 40 〜 50 分程度かかることを伝える。
- 散瞳した後、5 〜 6 時間はまぶしく感じ、光の量の調節ができない状況となる。
  - →検査後の歩行には十分注意すること、自転車や車の運転も制限されることを伝えておく。

申し送りのポイント

- 既往の有無
- 内服薬の有無

検査中の注意点

- 散瞳薬を使うことにより「見づらい」状態になるため、不安に思う患者が多い。
  - →事前の説明が重要となる。

実施後のケア

- 検査後 4 〜 5 時間は、車の運転を避けるように改めて伝える。
  - →散瞳薬によって瞳孔の機能が麻痺するため、細かい作業もできなくなることも伝えておくとよい。

【急変予防に重要な観察項目】

- 特になし

「あわせて見たい」関連する検査・指標

- 血液検査（血糖、HbA1c など）
- ABI/CAVI
- 頭部 CT・MRI　など

異常所見

- 眼の解剖を理解しておくと、異常に気づきやすい。

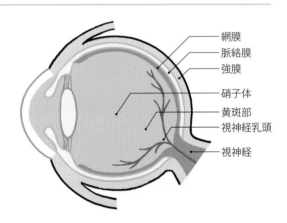

- 網膜
- 脈絡膜
- 強膜
- 硝子体
- 黄斑部
- 視神経乳頭
- 視神経

■正常（右眼）

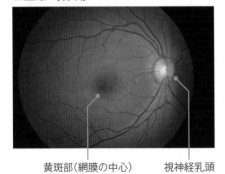

黄斑部（網膜の中心）　　　視神経乳頭

画像提供：鴨下　衛

■異常（網膜静脈閉塞症の例）

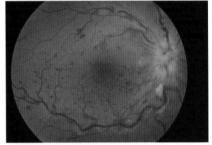

- 網膜の血管が蛇行・拡張している
- 網膜に出血が多数みられ、視神経乳頭・黄斑部に浮腫を認める

（川崎麻美）

眼圧検査

tonometry

⏱ 3分程度 | 苦痛度 😐 🙁 😣 | 検査着：不要 | 絶食：不要

かかわる科
眼科

検査の概要

【目的】

● 緑内障を疑うときに行う。

→眼圧は健常者では一定だが、房水の生産量と流出量のバランスが崩れると変動する。

【方法（非接触型の場合）】

①計器に顔を押しつけ、顎と額をしっかり固定する。

②空気が噴射されるので、眼を開いた状態を保つ。

→ゴールドマン眼圧計（接触型眼圧計）では、点眼麻酔（軽度の刺激がある点眼薬）を点眼して検査する。

接触型眼圧計

麻酔薬を点眼後に眼圧計を角膜に少し当て、どのくらい変形するのかを調べる

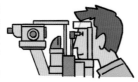

非接触型眼圧計

眼圧計から出る空気の塊を当てて調べる

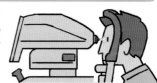

267

【禁忌】
- 特になし

準備のポイント

- 目の前に計器類がくるため、恐怖を抱く患者さんが多い。
  →痛みがない検査であることを十分に伝えるなどして検査に協力を得る。

申し送りのポイント

- 特になし

検査中の注意点

- 検査される目だけを開けようとせず、両目とも開いた状態にしてもらう。
  →目を閉じようとすると、眼球に余計に力がかかり、実際の眼圧より高く計られてしまうことがあるため
- 顎と額が動かないように説明する。
- 患者が恐怖を抱きやすい検査であるため、リラックスできるようかかわる。
  →特に接触型の場合、機器が近づいてくることに恐怖を覚える患者が多い。

実施後のケア

- 特になし

【急変予防に重要な観察項目】
- バイタルサイン（呼吸、脈拍、血圧）
- 眼瞼浮腫の有無
  →まれに、点眼麻酔によるアナフィラキシーが起こる場合があるため、注意する。

異常所見

●基準値：21mmHg 以下

→高値の場合、緑内障を疑う。ただし、眼圧が正常である緑内障（正常眼圧緑内障）もある。眼科専門医による診療が必要である。

患者さんによく質問されること

Q 眼の症状は特にないのに緑内障の検査をするのは、なぜ？

A 予防が最も重要だからです。緑内障予防に有効なのは、定期的な検査です

緑内障は、眼圧の影響で視神経がダメージを受け、その結果視野が悪くなります。自覚症状に乏しく、放置すると最終的に視力が落ちて失明する危険性のある疾患であるため、定期的な検査が予防のためには重要です。

眼の痛み・かすみ（多くの場合は片眼）に加え、急激な頭痛や嘔気がある場合は、急性緑内障発作の可能性があるため、早期の受診が必要です。

（川崎麻美）

Memo

Part 6

内視鏡検査

内視鏡検査の基礎知識

1 内視鏡検査は、さまざまな臓器が対象となる

- 内視鏡検査は、体内に内視鏡を挿入し、臓器の肉眼的観察、詳細な検査を行うための検体採取を行うものである。
  - →必要時には、検査と同時に治療を行うこともある。
- 内視鏡検査・治療の対象となるのは、脳、耳鼻咽喉、呼吸器、消化器、泌尿器、関節など、さまざまな領域に及ぶ。
- 内視鏡治療は、一般的な外科手術に比べて患者に及ぼす侵襲も低いため、近年行われるケースが増えてきている。

1 内視鏡スコープには、2種類ある

- 内視鏡スコープは、硬性鏡と軟性鏡の2種類があり、対象臓器によって使い分けられている。
- **硬性鏡**：硬く短いスコープ。腹腔鏡などで用いる。
  - →耳・鼻・咽喉、腹腔内、泌尿器、関節などが対象
- **軟性鏡**：長く軟らかいスコープ。消化器内視鏡、気管支鏡などで用いる。
  - →消化器（食道、胃、十二指腸、小腸、大腸、肝臓、胆嚢、膵臓）、気管・気管支などが対象
- 近年、消化器領域では、カプセル内視鏡が用いられることもある。

硬性鏡	軟性鏡
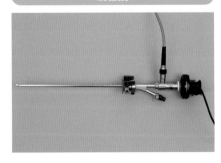	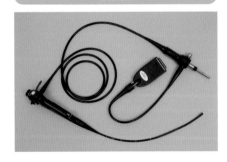

■内視鏡で診断・治療を行う部位

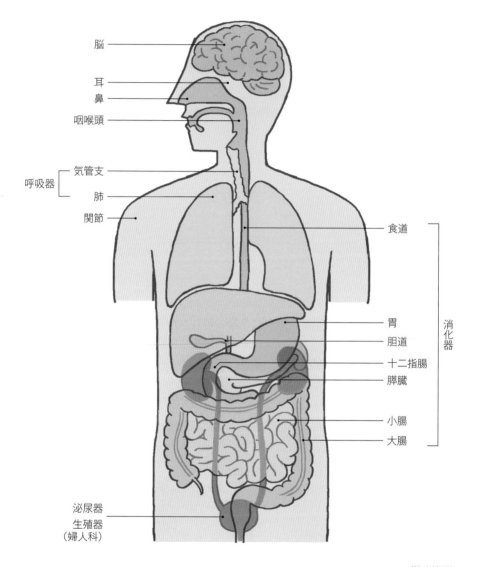

脳
耳
鼻
咽喉頭

呼吸器
　気管支
　肺
関節

食道

胃
胆道
十二指腸
膵臓

小腸
大腸

消化器

泌尿器
生殖器
（婦人科）

（笹森徳子）

上部消化管内視鏡検査

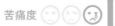 20〜30分　苦痛度 😊😐😣　検査着：必要　絶食：必要

かかわる科
消化器

検査の概要

【目的】
- 食道・胃・十二指腸に疾患が疑われる場合に行われる。
  - 炎症、潰瘍、静脈瘤、ポリープ、がんの有無や粘膜の観察
- 内視鏡下で生検による組織診断や治療（止血、ポリープ切除術、異物除去など）を行う。

【方法】
① 左側臥位をとる。
② 必要時は鎮静をかける。
③ マウスピースを装着する。
④ 口または鼻からファイバースコープを挿入し、検査する。

検査部位
食道、胃、
十二指腸

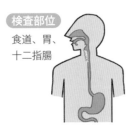

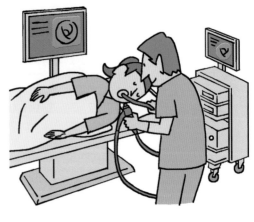

【禁忌】

- 消化管穿孔
- 消化管の高度の炎症
- 重篤な心肺疾患
- 凝固機能異常のある患者（治療を行う場合）

【続けて行える治療】

- ポリープ切除術
- 内視鏡的粘膜下層切除術（endoscopic mucosal resection：EMR）
- 内視鏡的粘膜下層剝離術（endoscopic submucosal dissection：ESD）
- 内視鏡的静脈瘤結紮術（endoscopic variceal ligation：EVL）など

準備のポイント

【前日】

- 21時（夜9時）より絶食となる。

【当日】

- 水分摂取は当日朝より禁止となる。
- 朝の常用薬については医師に確認する。
  - →絶食となるため、インスリンなど食事に関連した薬剤には特に注意する。
- 抗血栓薬を内服している場合、医師の指示を確認する。
  - →抗血栓薬内服中でも、内視鏡による観察を行う場合がある（出血リスクが高いため、生検などの処置は行わない）。
- 検査着に着替え、検査室へ移動する。
- ペースメーカーなど体内植え込み型機器の有無を確認する。
- 義歯や金属を除去する。

申し送りのポイント

- 常用薬、既往について伝える（→ p.279）。

●アレルギーの有無についても伝える。

→咽頭麻酔にリドカイン（キシロカイン®）を使用するため、アレルギーの有無を把握しておく必要がある。

→食道の観察に用いるルゴール染色は、アレルギーのある患者に対しては実施できない。

検査中の注意点

●医師の指示により、鎮痙薬（原則はブチルスコポラミン[ブスコパン®]）を投与する。

→ブスコパン®禁忌（心疾患・緑内障・前立腺肥大・高齢者など）の患者にはグルカゴン（バクスミー®など）を使用する。グルカゴンは血糖を上昇させるため、糖尿病患者への使用には注意が必要となる。

●咽頭麻酔をするため、誤嚥しないよう、口腔内にたまった唾液は吐き出すように伝える。

●不安の強い患者に対しては、何かあれば、看護師やスタッフがすぐに駆けつけられる状態であることを伝える。

実施後のケア

●咽頭麻酔の効果が消失するまで（終了後1時間程度）は、含嗽・飲食を禁止する（生検時は、医師に指示時間を確認する）。

→検査後初回の飲食は、水を少量飲み、むせないことを確認してから開始する。嚥下機能が低下している患者は特に注意する。

→食事や水分摂取の禁止時間や開始時間を気にする患者さんは多い。いつから食事や水分を止めるか、開始するときはどうすればよいか、また開始のタイミングなどについて具体的に伝える。

●治療を行った場合は、安静時間や食事制限など主治医の指示を確認する。

【急変予防に重要な観察項目】

●バイタルサイン（呼吸、脈拍、血圧）

●腹部症状（腹痛などの有無）

「あわせて見たい」関連する検査・指標

● 上部消化管 X 線検査
● ヘリコバクターピロリ抗体
● 腹部 CT

異常所見

● 肉眼でわかる異常と、特殊光や染色によってわかる異常がある。

■正常

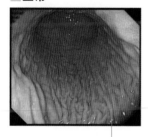

大彎のひだ

送気によって、大彎のひだが
よく伸展している

画像提供：中澤　敦

■異常（進行胃がんの例）

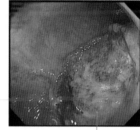

病変部

通常観察の画像。体部大彎に
病変部がみられる

■異常（早期胃がんの例）

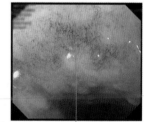

病変部
（不整な毛細血管）

NBI(narrow-band imaging)
で不整な毛細血管を認める

患者さんによく質問されること

Q どんな麻酔をしますか？

A のどに麻酔をかけます。鎮静薬を使って眠った状態で検査することもできます

　上部消化管内視鏡検査では、咽頭麻酔を行う。苦痛が強い場合は、鎮静薬
を使用することもある。

（笹森徳子）

内視鏡的逆行性
胆道膵管造影検査

ERCP：endoscopic retrograde cholangiopancreatography

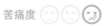 40～60分　苦痛度 😊 😐 😣　検査着：必要　絶食：必要

かかわる科

消化器

検査の概要

【目的】

- 膵臓、胆道の形態学的診断を目的として行う。
  - ・狭窄・閉塞・結石の有無の確認を行う。
  - ・造影検査であるため、X線透視室にて行う。
- 膵液・胆汁の採取、細胞診の検体採取、膵胆管内圧の測定を目的として行うこともある。

【方法】

①腹臥位か左側臥位をとる。
②鎮静薬・鎮痛薬を投与する。
③マウスピースを装着する。
④口からファイバースコープを挿入し、検査する。

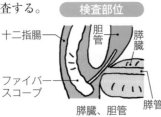

検査部位

十二指腸　胆管　膵臓　ファイバースコープ　膵臓、胆管　膵管

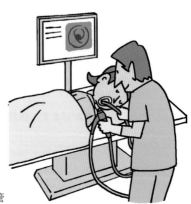

【禁忌】

● 急性膵炎（胆石膵炎を除く）

● 内視鏡挿入不能例（消化管狭窄、術後の形態変化）

【続けて行われる治療】

● 内視鏡的胆道ドレナージ術（endoscopic retrograde biliary drainage：ERBD）

● 内視鏡的経鼻的胆道ドレナージ術（endoscopic nasobiliary drainage：ENBD）

● 内視鏡的乳頭括約筋切開術（endoscopic sphincterotomy：EST）

● 内視鏡的乳頭バルーン拡張術（endoscopic papillary balloon dilatation：EPBD）

● 総胆管結石除去術など

準備のポイント

【前日】

● 21時（夜9時）より絶食となる。

【当日】

● 朝より飲水不可となる。

● 抗血栓薬を内服している患者で、担当医より休薬の指示があった場合、休薬期間が守られているかを確認する。

● 検査は腹臥位または左側臥位で行うため、末梢ルートは右上肢を選択する。
→輸液ルートは延長チューブを接続する。

● 義歯や金属製品、金属を含む湿布薬、血糖自己測定装置などが外されていることを確認する。

申し送りのポイント

● 常用薬について伝える。
→内服した薬剤、中止されている薬剤、抗血栓薬の内服中止状況など

● ペースメーカーなどの有無や既往歴について伝える。
→心疾患・緑内障・糖尿病・甲状腺機能亢進症・前立腺肥大症への罹患の有無など

● アレルギーの有無についても伝える。
　→造影剤については特に注意が必要となる。

検査中の注意点

● 検査台からの転落に注意する。
● 咽頭麻酔をするため、誤嚥しないよう、口腔内にたまった唾液は吐き出すことを伝える。
● 医師や看護師に対して、不安や苦痛を感じたらすぐに対処できることを伝える。
● 鎮痛薬・鎮静薬の使用により、呼吸抑制や血圧低下をきたす場合がある。酸素投与を行うとともに、呼吸・循環動態をモニタリングし、十分に観察する。
● 迷走神経反射の出現に注意する。

実施後のケア

● 検査室から病室へはストレッチャーで護送する。
● 鎮痛薬・鎮静薬を使用しているため、覚醒の状態やバイタルサインの変動に注意する。
　→誤嚥や転倒・転落にも注意する。
● 急性膵炎などの合併症や出血に注意する。
　→合併症の早期発見のため、腹痛や背部痛など異常を感じたらすぐに知らせるよう説明する。
　→医師の指示により血液検査を行う場合もある。
● 医師に安静度を確認し、患者に指示を守るよう説明し、環境を整える。
【急変予防に重要な観察項目】
● バイタルサイン（呼吸、血圧、脈拍）
● 血液検査（アミラーゼ値）
● 腹部症状（腹痛など）

「あわせて見たい」関連する検査・指標

● 腹部 CT
● 血液検査（アミラーゼ）

異常所見

■正常

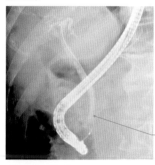

下部胆管まで
しっかり造影
されている

下部胆管

■異常（下部胆管がんの例）

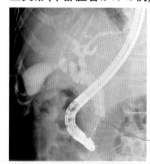

下部胆管に
狭窄を認め
る

閉塞部

画像提供：中澤　敦

被ばくについては→p.172

患者さんによく質問されること

Q すごく苦しい検査だと聞いたのですが…

A 鎮静・鎮痛を十分に行います。検査中にもすぐ対応できるようにしています

　苦痛を伴う検査であるため、不安を感じる患者が多い。鎮痛薬・鎮静薬を使用する。途中で苦痛を感じた場合は医師や看護師がすぐに対処できるため、がまんをする必要はないことを伝える。

　検査後の安静度や食事についての指示は、採血結果や症状により異なるため、医師に確認し説明する。

（定金亜由子）

281

6

ERCP

気管支鏡検査

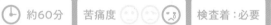

約60分　苦痛度　😐😟😣　検査着：必要　絶食：必要

かかわる科
呼吸器

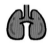

検査の概要

【目的】
● 肺疾患の診断を行う。
　・肺腫瘍、間質性肺炎、抗酸菌症、サルコイドーシスなど
● 気管支内腔・肺の観察、洗浄、生検などを実施する。

【方法（経口的に行う場合）】
① 仰臥位をとる。
② マウスピースを装着する。
③ 鼻または口からファイバースコープを挿入
　し、検査を行う。

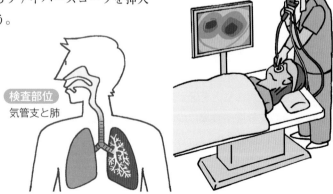

検査部位
気管支と肺

【禁忌】

- 重篤な不整脈や重症心不全
- 検査中に酸素濃度が維持できない場合
- 大動脈瘤などの血管系疾患
- 患者が非協力的、指示を守れない場合

【続けて治療を行う場合】

- 気道異物の除去
- 気道出血の対処
- 気道狭窄の治療など

準備のポイント

【当日】

- 同意書を確認する。
- 朝から絶飲食となる。
- 常用薬については医師に確認する。
  - →抗凝固薬、糖尿病治療薬は中止となることがある。
- 検査室への移動が必要となる。
- 検査着への着替えが必要である。
- 局所麻酔（リドカイン［キシロカイン®］）の投与が行われる。
  - →静脈麻酔（ミダゾラム［ドルミカム® など]）やオピオイド鎮痛薬（ペチジン［オピスタン® など]）を投与する場合もある。

申し送りのポイント

- 常用薬、既往について伝える（→ p.279）。
- アレルギーの有無について伝える（→ p.276）。

検査中の注意点

- 静脈麻酔（ミダゾラム）を使用する場合、ある程度の呼吸抑制が起こる。
  →酸素吸入と酸素飽和度をモニターしながら行う。
- 検査中は声を出せないため、苦しいときや、咳や痰がたまった場合は、手で合図するように説明する。
- 意識がある場合は、検査中の体位変換に協力してもらえるか確認する。

実施後のケア

- 静脈麻酔を使用した場合、検査終了後に拮抗薬を注射する。
- 生検や処置で出血を伴う場合、処置側を下にした側臥位で、1時間程度安静にする必要がある。
- 局所麻酔は、2時間程度効果が持続する。
  →飲水・食事の時間に注意する。

【急変予防に重要な観察項目】
- バイタルサイン（呼吸、血圧、脈拍）
- 呼吸困難、SpO_2 低下など、呼吸状態の変化の有無
- 血痰の有無

「あわせて見たい」関連する検査・指標

- 胸部 X 線
- 胸部 CT
- 喀痰細胞診
- 血液ガス分析
- 呼吸機能検査

患者さんによく質問されること

Q どのくらい苦しい検査ですか？　麻酔はしますか？

A 局所麻酔のみだと、苦しいことが多いです。 静脈麻酔をすれば、あまり
苦しくはありません

近年では、静脈麻酔とオピオイド鎮痛薬を併用することも増えてきている。

異常所見

■正常

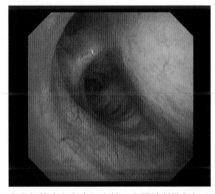

右主気管支から奥に上幹、中間幹が見られる

画像提供：笹田真滋

■異常（肺がんの例）

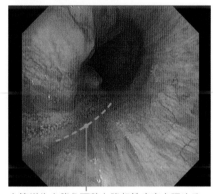

血管増生を伴う不整な隆起性病変を認める

（田尻尚子）

大腸内視鏡検査

⏱ 20〜30分 ｜ 苦痛度 😊😐😣 ｜ 検査着：必要 ｜ 絶食：必要

かかわる科
消化器

検査の概要

【目的】
●大腸疾患を疑う場合に検査する。
　・炎症、潰瘍、ポリープ、憩室、腫瘍などの有無
　・出血の有無・程度
　・内視鏡下での生検目的でも行われる。

【方法】
①左側臥位をとる
②肛門からファイバースコープを
　挿入し、検査する。
　→必要時、用手圧迫や体位変換
　　をする。

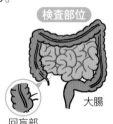

検査部位

大腸

回盲部

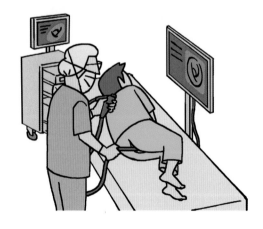

【禁忌】

● 腸管穿孔（腸管穿孔の危険性が非常に高い腸閉塞）

● 胃腸管閉塞症や腸閉塞（疑い含む）

　→経口腸管洗浄薬の投与が禁忌

● 凝固機能異常（治療を行う場合）

【続けて治療を行う場合】

● 止血術

● ポリペクトミー

● 粘膜切除術

● 狭窄拡張術など

準備のポイント

【前日】

● 検査食を摂取する。

● 21 時（夜 9 時）より絶食となる。

　→検査直前まで、水は飲んでよい。

● 常用薬については医師に確認する。

● 主治医の指示した下剤を 21 時に内服する。

　→便を無色透明にする。

【当日】

● 朝より 2 時間程度かけて経口腸管洗浄液を複数回に分けて内服する。

　→前処置不良の場合は、医師の指示で浣腸を行うこともある。

● 検査用パンツ（穴が開いている方が背中側）と検査着に着替える。

● 検査室への移動が必要となる。

● ペースメーカーなど体内植え込み型機器の有無を確認する。

● 金属製品を除去する。

申し送りのポイント

- 常用薬、既往について伝える（→ p.279）。
- アレルギーの有無について伝える（→ p.276）。
- 最終の便の状態について伝える。

検査中の注意点

- 鎮静薬、副交感神経遮断薬（ブチルスコポラミン［ブスコパン®］）の投与が必要となる。
  - →鎮静薬投与による呼吸抑制・血圧低下・意識レベルの低下に注意する。
  - →ブスコパン®禁忌（心疾患・緑内障・前立腺肥大など）の患者にはグルカゴン（バクスミー®など）を使用する。グルカゴンは血糖を上昇させるため、糖尿病患者に使用する場合は注意する。
- 羞恥心に配慮し、プライバシーの保護に努める。
- 不安の強い患者に対しては、何かあれば、看護師やスタッフがすぐに対応できる状態であることを伝える。

実施後のケア

- 検査後は空気注入による腹部膨満感があるが、徐々に排ガスとともに改善されていくことを説明する。
- 粘膜へ色素を使用した場合には、青い色の尿・便が出ることを説明する。
- ポリペクトミーなどの治療を行った場合は、安静時間や食事、内服などについて主治医の指示を確認する。

【急変予防に重要な観察項目】
- バイタルサイン
- 腹部症状、排便状態

「あわせて見たい」関連する検査・指標

- CT
- 注腸 X 線造影
- 便潜血

異常所見

■ 正常

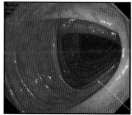

大腸のひだは
ハウストラと
呼ばれる

─ ハウストラ

画像提供：中澤　敦

■ 異常（重症潰瘍性大腸炎の例）

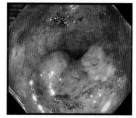

粘膜は浮腫状で、
膿性粘液が付着し
ている

患者さんによく質問されること

Q どんな便性状になったら、検査可能ですか？

A 無色透明にする必要があります

　便の状態は無色透明、浮遊物がない状態がよい。検査当日、水は飲んでよいが、色の濃い飲み物や、腸管内に残渣が残る飲み物の摂取は控えるよう伝える。

Q 検査後、便に血がついているのですが…

A 処置を行った場合は少し血が混じります。　続くようなら、お知らせください

　生検やポリープなどの切除を行った場合、少量の出血が便に混じることがある。合併症を見逃さないよう継続して観察することが望ましい。

（定金亜由子）

Memo

Part **7**

穿刺と生検

■穿刺
■生検

穿刺に関する基礎知識

1 穿刺は検体採取方法の１つ

- 穿刺は、検体（体液や細胞）を採取するために、体外から体腔内に針を刺すことをいう。
  → 採血のために「血管に針を刺すこと」も、穿刺のうちの１つである。
- 臨床でよく行われるのは、腰椎穿刺、胸腔穿刺、腹腔穿刺、心嚢穿刺、関節穿刺である。

臨床で行われる主な「穿刺」

穿刺によって
採取する検体

├─ 腰椎穿刺 ──→ 脳脊髄液の採取

├─ 胸腔穿刺 ──→ 胸水の採取　　膿や胸膜腔内にたまった空気
　　　　　　　　　　　　　　　を抜くために行う場合も

├─ 腹腔穿刺 ──→ 腹水の採取　　膿を採取するために
　　　　　　　　　　　　　　　行う場合も

├─ 骨髄穿刺 ──→ 骨髄液の採取

├─ 心嚢穿刺 ──→ 心嚢液の採取

└─ 関節穿刺 ──→ 関節液の採取

　★上記の他に、がんを疑う場合、その部分の細胞を
　　穿刺によって採取し、細胞診を行う場合もある

（定金亜由子）

腰椎穿刺
（髄液検査）

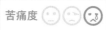

🕐 30～40分 ｜ 苦痛度 😐 😟 😣 ｜ 検査着：必要 ｜ 絶食：必要

かかわる科
脳神経

検査の概要

【目的】
●髄液の性状の観察、髄液圧の測定、生化学検査、細菌学検査を行う。
・くも膜下出血・髄膜炎の検査
・腫瘍マーカーの測定

【方法】
①側臥位で膝をのぞき込むような姿勢をとる。
②局所麻酔をする。
③穿刺し、脊髄液を採取する。

【禁忌】
●頭蓋内圧亢進が疑われる場合
●穿刺部位に感染がある場合
　→逆行性に髄膜炎や脳炎を起こす。
●出血傾向、抗凝固薬使用中
●循環・呼吸不全
　→穿刺時の体位により、循環・呼吸動態が
　　悪化する可能性がある。

穿刺時の体位

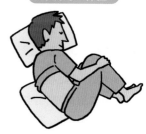

穿刺部位

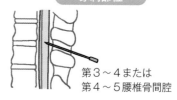

第3～4または
第4～5腰椎骨間腔

準備のポイント

【当日】

- 同意書を確認する。
- 穿刺や安静が強いられることによる苦痛があるため、検査前の十分な説明が重要である。
- 検査前は禁飲食とする。
  - →髄膜刺激症状が出現すると、嘔吐が起こることがあるため
- 検査前に排尿を済ませておく。
  - →検査後1〜2時間の安静が必要となるため
- 検査にかかわる必要物品を不足がないよう準備しておく。

申し送りのポイント

- 検査前後のバイタルサイン（血圧）
- 髄液の性状
- 検査終了時間・安静時間
- 検査後の症状の有無

検査中の注意点

- 患者さんは、検査中、同一体位となり動けないため、疼痛や気分不快感があれば伝えるよう説明する。
  - →「側臥位で、穿刺部位の腰椎間が開くような姿勢」を保てるように保持する。
- 背後での処置となるため、何をされているかがわかりづらく、不安に思う患者さんも多い。検査の進行状況をそのつど説明し、安心して検査を受けられるようにする。

実施後のケア

●バイタルサイン、意識レベル、瞳孔を確認する。
●頭痛、めまい、嘔気の有無を観察する。
●頭を低くした仰臥位で安静保持する（安静時間を医師に確認する）。
　→頭部を高くすると、低髄圧のため頭痛を生じることがある。
　→トイレなど、何かあれば遠慮せずにナースコールを押すよう説明する。
●安静時間終了後、穿刺部の疼痛・出血・滲出液・発赤・腫脹の有無を観察する。

【急変予防に重要な観察項目】
●バイタルサイン
●穿刺部の疼痛の有無
●頭痛、嘔気、しびれの有無

「あわせて見たい」関連する検査・指標

●髄液圧
●髄液検査の結果（外観、細胞数、タンパク、糖、Cl）

異常所見

●臨床で特に重要性が高いのは、髄液圧と髄液の性状である。
　→髄液圧が高いときは髄膜の炎症や脳内の占拠性病変（腫瘍）、脳での髄液吸収不良、髄液圧が低いときは、脱水や低髄液圧症候群（髄液が漏れている）を疑う。
　→髄液が混濁・膿性なら細菌性の疾患、黄色調・水様なら結核性・真菌性の疾患、血性〜黄色（キサントクロミー）ならくも膜下出血を疑う。

■髄液検査の値の見かた

項目	基準値・正常な所見
髄液圧（初圧）	70〜180mmH$_2$O
色調・性状	無色透明、水様
細胞数	5/mm^{3}以下
Cl	118〜130mmol/L
タンパク	15〜45mg/dL
糖	50〜80mg/dL

（定金亜由子）

胸腔穿刺
（胸水検査）

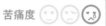

⏰ 約30分　｜　苦痛度 😐 😣 😖　｜　検査着：必要　｜　絶食：不要

かかわる科
呼吸器

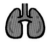

検査の概要

【目的】

● 胸水は、胸腔（胸膜腔）内に液体が過剰に貯留した状態である。

● 胸腔穿刺は、胸膜腔内に貯留した胸水を採取し、その性状を調べる。

・肺がん

・胸膜疾患（心不全・肝不全・腎不全などの呼吸器以外の疾患で産生の亢進や吸収の貯留の抑制が生じると貯留する）

・片側の場合：多くの場合、肺・胸膜に原因がある。

・両側性の場合：多くの場合、肺・胸膜以外に原因がある。

→排液して呼吸困難などの症状を改善するためにも行われる。

【方法】

①起座位または半座位をとる。

②局所麻酔を行う。

③穿刺し、胸水を採取する。

【禁忌】

● 気胸

● 消毒・局所麻酔薬のアレルギー

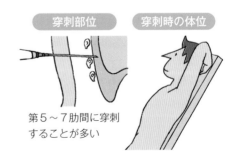

穿刺部位　　穿刺時の体位

第5〜7肋間に穿刺することが多い

準備のポイント

【当日】
- 同意書を確認する。
- 十分なスペースを確保する。
  - →羞恥心に配慮し、プライバシーを保護する。
- 必要ならば処置室などに移動する。
  - →起座位をとるため、オーバーテーブルが必要となる。
- パルスオキシメータを装着し、酸素投与の準備を行う。
- 検体提出の有無を確認する。
- 穿刺予定部位の皮膚状態を観察する。

申し送りのポイント

- バイタルサイン、呼吸状態について伝える。

検査中の注意点

- 不安の強い患者に対しては、何かあれば、看護師やスタッフがすぐに対応できる状態であることを伝える。
- 穿刺前に局所麻酔を施すので、痛みは強くない。痛みが強い場合は追加で麻酔を局注できるため、知らせて欲しいことを伝える。
- アナフィラキシーショックなど副作用のリスクは低いため、過剰に心配しないよう伝える。

実施後のケア

- 呼吸状態、全身状態、穿刺部位の状態を確認する。
- バイタルサインを測定する。

●胸部 X 線検査を行う。

【急変予防に重要な観察項目】

●バイタルサイン（体温、脈拍、血圧、呼吸、SpO₂）

●胸部症状

「あわせて見たい」関連する検査・指標

●壁側胸膜の生検

●胸腔鏡検査

　→胸水検査で確定診断が困難な場合に考慮される。

異常所見

●胸水が貯留している状態は、それ自体が異常であると考えられる。

　→健常成人の場合、胸水はごく少量しか存在しない。

●胸水は、性状により、漏出性胸水と滲出性胸水に分けられる。

　→漏出性胸水：うっ血性心不全、低タンパク血症などを疑う。

　→滲出性胸水：感染症、がん、膠原病などを疑う。

●胸水が肉眼的に膿性であれば膿胸、貯留した液体が血液であれば血胸、乳び液
であれば乳び胸と呼ぶ。

▐ 胸水の分類

	漏出性	滲出性
外観	淡黄色、透明	淡黄色（時に血性）、混濁
比重	1.014以下	1.015以上
pH	7.29以上	7.29以下
タンパク	2.5g/dL 以下	3.0g/dL 以上
LDH	200 U/dL 以下	200 U/dL 以上
細胞数	少数	多数

患者さんによく質問されること

Q 30分間、体位を保つ自信がありません…

A 体位を保つのが難しければ、医療者が介助するので知らせてください

検査中は動かないように説明するが、体位保持が困難の時は知らせて欲しいことを伝える。

なお、呼吸は、医師の指示がない限り止めなくてよい。

もっと詳しく！「胸腔穿刺に伴う異常」への対応は？

循環動態の変化があったら血胸を疑う
- ドレナージからの持続的な出血は、穿刺時の肋間動静脈や臓器損傷が考えられるため、すぐに医師に報告する。
- 循環動態が不安定な場合は、あらかじめ輸液ルートの必要性を医師に確認しておく。
- 胸水排液後30分〜1時間は、特にバイタルサインに注意する。

激しい咳嗽、多量の泡沫状血性痰、喘鳴があったら再膨張性肺水腫を疑う
- 再膨張性肺水腫は、胸腔穿刺時に、虚脱していた肺が一気に再膨張し、肺血流の再灌流・血管透過性亢進が生じた結果、生じることがある。
- 人工呼吸器管理を要することもあるため、すぐ医師に報告する。

挿入時の呼吸困難は、緊急対応が必要となる
- バイタルサインを測定し、医師に報告する。
- 医師の指示により酸素吸入など処置を行い、救急カートを準備する。

（石川琴果、後藤寛子）

腹腔穿刺
（腹水検査）

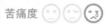

🕐 10〜15分 ｜ 苦痛度 😐😦😣 ｜ 検査着：必要 ｜ 絶食：不要

かかわる科 ………………………………………………………………………………
消化器

検査の概要

【目的】
● 腹水は、腹腔内に液体が過剰に貯留した状態である。
● 腹腔穿刺は、腹腔内に貯留した液体を調べる（生化学検査、細胞診など）ために行う。
　→排液により腹部膨満などの症状を改善するためにも行われる。

【方法】
① 仰臥位をとる。
② 医師が穿刺部位を決める。
　→超音波で腸管や他の組織に当たらないことを確認する。
③ 穿刺部の消毒・局所麻酔をする。
④ 穿刺し、腹水を確認し、少量を軽く吸引して採取する。
　→排液する場合はカテーテルを挿入し、ルートを接続固定する。

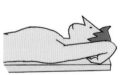

穿刺部位　　　穿刺時の体位

腹直筋外側の側腹部を穿刺する

【禁忌】

● 血液凝固異常

● 腸管の著明な拡張

● 腸閉塞

準備のポイント

【当日】

● 必要な物品をもれなく準備する（自施設の手順書を参照）。

● 食事は軽めに済ませる。

→過度の消化管拡張は誤穿刺のリスクを高めるため

● 検査着への着替えを考慮する。

→必須ではないが、処置で汚染する恐れがあるため

● 施行前に排泄を済ませる。

→施行中〜施行後1時間程度はベッド上安静となるため

● 仰臥位で、臍上での腹囲測定、バイタルサインの測定を行う。

申し送りのポイント

● 実施前には、常用薬、既往、中止薬、アレルギー、測定した腹囲を伝える。

● 実施後には、意識状態、穿刺部からの出血の有無、測定した腹囲などを伝える。

患者さんによく質問されること

Q 痛みはありますか?

A 針を刺すときに、少しだけ痛いかもしれません

局所麻酔のときに針を刺すチクッとした痛みがある。

また、腹膜を刺すときに、少し痛みを感じることがある。

検査中の注意点

- 腸管の高度な拡張、手術後の癒着があると腸管穿孔が生じやすい。
- 肝硬変、バッド-キアリ症候群では腹壁静脈が発達しており、穿刺部からの出血をきたすことがある。
- 持続ドレナージの場合には、穿刺角度が保てるようにガーゼを当て、体動によって針が抜けないように、ガーゼ、ルート、皮膚を固定する。途中で姿勢保持がつらくなったらナースコールするよう説明する。
- 腹水の大量排液は、急激な腹圧低下や循環血液量減少によるショックを引き起こす。処置中～処置後はバイタルサイン、腹部症状、穿刺部位を慎重に観察する。
  - →排液量は1L/時を超えないようにし、1回の排液量は1～3Lにとどめる。事前に、医師に目標とする排液量と排液速度を確認する。

実施後のケア（排液も行った場合）

- 抜針後は穿刺部位を十分に消毒し、ガーゼを圧迫気味に当て固定する。
  - →抜針は、医師が行う。
- 臍上の高さで腹囲の測定とバイタルサインのチェックを行い、気分不快などの有無、腹部膨満や呼吸困難感などの改善の程度を確認する。
- 30分～1時間の安静をとる（医師の指示による）。

【急変予防に重要な観察項目】
- 腹水流出（穿刺部からの腹水の漏出）の持続
  - →穿刺側の腹壁の膨隆があったら、圧迫固定を強化する。縫合が必要となることもある。
- 腸管損傷（腸管への誤穿刺）
  - →治療後のバイタルサインの変化、腹痛、腹膜刺激症状の有無を確認する。
- ショック（大量排液による循環血液量の減少、神経性ショック）
  - →排液中のバイタルサインを確認する。
  - →循環血液量を維持するため、細胞外液、代用血漿、アルブミンなどが投与さ

れることがある。
- 血腫（腹壁動脈損傷、出血傾向による皮下血腫）
  - →治療後のバイタルサインの変化、穿刺部位からの出血、穿刺部付近の膨隆の有無を確認する。
- 感染（穿刺部位からの感染）
  - →発熱などの有無を確認する。
  - →抗菌薬の投与を検討する。

異常所見

- 腹腔内には生理的に 30 ～ 40mL 程度の液体が存在する。腹腔内に非生理的に貯留した液体を腹水という。
- 貯留量が増えるにつれて腹部膨満感、呼吸困難、食欲低下、便秘、尿量低下などがみられる。
- 腹水は、タンパク濃度、比重、細胞成分などの性状から、以下のように分類される。

【腹水の性状からみる異常】
- 漿液性（淡黄色透明）：肝硬変、うっ血性心不全、ネフローゼ症候群、門脈血栓症、肝がん

▊腹水の見かた

項目	基準値・正常所見
外観	無菌性で無臭、淡黄色
量	50mL 以下
赤血球	検出されない
白血球	300/μL 以下
タンパク	0.3 ～ 4.1g/dL
グルコース	70 ～ 100mg/dL
アミラーゼ	138 ～ 404 U/L
ALP	90 ～ 239 U/L
細胞診	悪性細胞は検出されない
細菌	検出されない

- 膿性（黄色混濁）：がん性腹膜炎、細菌性腹膜炎、急性化膿性腹膜炎、結核性腹膜炎
- 血性：がん性腹膜炎、結核性腹膜炎、穿刺針による血管損傷（出血）
- 乳び性（白濁）：胸管・リンパ管閉塞、悪性リンパ腫、結核、フィラリア症、腸管リンパ管拡張症、膵がん、肝硬変
- 粘液性（ゼリー状）：腹膜偽粘液腫
- 胆汁性（黄褐色）：胆嚢・胆管穿孔、胆汁性腹膜炎

（友寄真央）

骨髄穿刺
（骨髄液検査）

🕐 約30分　｜　苦痛度 😐 😣 😖　｜　検査着：不要　｜　絶食：不要

かかわる科
血液内科

検査の概要

【目的】

●骨髄液の細胞組成を調べることで、血液疾患の診断や治療効果判定の指標とする。

・白血病　　・悪性貧血　　・再生不良性貧血　　・溶血性貧血
・骨髄腫　　・がんの骨転移　　・リンパ腫　など

【方法】

①腸骨穿刺時は腹臥位か側臥位とする。
②局所麻酔を行う。
③穿刺針ストッパー位置を調整する（骨までの深さ＋5mm）。
④穿刺し、骨髄に到達したら内筒を抜く。
⑤シリンジを接続して骨髄液を採取する。

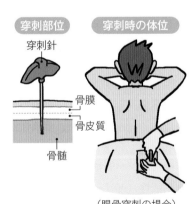

穿刺部位　｜　穿刺時の体位

穿刺針

骨膜
骨皮質
骨髄

（腸骨穿刺の場合）

【禁忌】

●重度の凝固異常が想定される場合（ただし原疾患の診断のために検査が実施されることもある）

●多発性骨髄腫や放射線療法後（適応を要検討）

● 局所麻酔薬に対するアレルギー

準備のポイント

【前日まで】

● 侵襲の高い検査である。治療のために必要であることを説明し、所要時間・検査方法・合併症の説明を受けたことなどについて、同意書の確認を行う。

● 穿刺部位を確認し、必要時は剃毛する。

【当日】

● 塗抹標本はすばやく乾燥させる必要があるため、あらかじめ臨床検査技師に連絡し、検査場所での待機を依頼する。

● ディスポーザブルシーツでリネンや寝衣の汚染を防止する。

● 穿刺部位は必要な部分だけ露出し、プライバシーを保護する。

申し送りのポイント

● 常用薬、既往について伝える。

検査中の注意点

● 医師の介助を無菌操作で行う。

● 動かないよう声をかけ、体位を保持できるよう介助する。

　→骨髄吸引時に一瞬強い痛みがあるが、2〜3秒で治るので動かないよう声をかける。場合によっては体位保持を介助する。

● 抜針後、すばやく滅菌ガーゼで圧迫止血する。

　→止血しにくい疾患の場合は、5〜15分ほど圧迫を行う。

● 腸骨穿刺の場合、疾患によっては、砂のうで圧迫する必要がある。

　→圧迫時間や重さを医師に確認する。

● 施設に応じた方法で、検体を検査室へ搬送する。

実施後のケア

- 医師の指示により、30分〜1時間程度安静臥床が必要である。
  - →穿刺した部分を下にして安静にする。
- 検査終了約2時間後、穿刺部の止血を確認し、絆創膏に貼りかえる。
  - →出血があれば、再度圧迫止血する。
- 飲食は通常通りとし、検査当日の入浴や運動は禁止する。

【急変予防に重要な観察項目】

- バイタルサイン
- 穿刺部の出血、皮下出血、疼痛の有無

「あわせて見たい」関連する検査・指標

- 骨髄生検

患者さんによく質問されること

Q 副作用はありますか?

A きちんと止血できれば、重大な副作用は起こりにくいです

　副作用を気にする患者は多い。アナフィラキシーショックなどの副作用のリスクは低いことを伝える。

　確実な圧迫止血が最も重要であることを伝える。

異常所見

●骨髄液の検査から、悪性貧血、再生不良性貧血、白血病、骨髄腫、がんの骨転移、血小板減少性紫斑病、溶血性貧血、リンパ腫などの診断を行う。

骨髄像の見かた

項目	基準値(めやす)	異常所見
有核細胞数	1万〜25万/μL	●低値の場合：骨髄機能の低下(再生不良性貧血など)を疑う ●高値の場合：骨髄造血能の亢進（溶血性貧血、特発性血小板減少性紫斑病など）、無効造血(骨髄異形成症候群、巨赤芽球性貧血など)、異常細胞増殖(白血病、リンパ腫、骨髄腫、がんの骨髄転移など)を疑う

（後藤寛子）

心嚢穿刺
（心嚢液検査）

 10〜15分　｜　苦痛度 😐😟😣　｜　検査着：必要　｜　絶食：原則不要

かかわる科

循環器

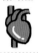

検査の概要

【目的】

●心嚢液の貯留が疑われる場合に行う。

・心タンポナーデ（大動脈解離、心破裂、胸部外傷）

・心膜炎、悪性腫瘍

【方法】

①半座位をとり、心電図モニターを装着する。

②エコーで心嚢液の貯留状態を確認する。

③医師が穿刺部位を決める。

④穿刺部位の皮膚の消毒と局所麻酔を行う。

⑤穿刺し、心嚢液を採取する。

　→カテーテルを接続して排液を行う。

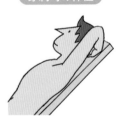
穿刺時の体位

穿刺部位

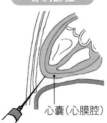

心嚢（心膜腔）

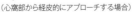
（心窩部から経皮的にアプローチする場合）

308

【禁忌】

● 特になし。

　→急性の心嚢液貯留では、迅速な救命が重要となる。心破裂や急性大動脈解離といった疾患に対する心嚢ドレナージは、副次的な出血を招く危険があるため、原疾患の治療を優先する。

準備のポイント

【当日】

● 当日の食事摂取の有無を医師に確認する。

　→常用薬についても医師に確認する。

● 検査着への着替えが必要である。

● 必要物品をもれなく準備する。

● 検査同意書を取得し、合併症の説明を行う。

● 検査は 30 〜 45 度の半座位で実施するため、体位を調整する。

● 急変時に備えて救急カートを準備しておく。

申し送りのポイント

● 常用薬、既往、アレルギーについて伝える。

検査中の注意点

● 検査中は動かないこと、咳やくしゃみが出そうなときは知らせるように説明する。

● 心電図モニターを装着し、バイタルサインの変化に注意する。

● 不安の軽減を図る。必要時は鎮静薬を使用する。

実施後のケア（排液を行う場合）

- 心嚢ドレナージ中は体動や移動によって接続・固定部が外れていないか、屈曲・誤抜去がないか注意する。
- 排液量や性状を一定時間ごとに観察する。
  - →必要時は医師の指示に従いミルキングを行う。
- 挿入部の発赤・感染徴候の有無を確認する。

【急変予防に重要な観察項目】

- バイタルサイン
- 排液量・性状の変化

「あわせて見たい」関連する検査・指標

- CT
- 心臓超音波検査

患者さんによく質問されること

Q　検査が終わっても、カテーテルは入れたままなんですか？

A　血圧や脈拍が落ち着くまでは、挿入しておく必要があります

心嚢内圧が低下するまで、カテーテルは数日留置する。
出血量や、心嚢液の性状の変化によっては、開胸止血が必要となる場合がある。

異常所見

【正常な心嚢液】

●量：生理的には 10 〜 30mL 以下

→心嚢水貯留の原因となるのは、心筋梗塞、外傷や大動脈解離による出血、心不全、腎不全、心膜炎、がんの心膜転移などである。

●色調：黄色

●性状：透明

→心嚢液は、その成分や性状から、滲出性心嚢液と濾出性心嚢液に分けられる。

→滲出性心嚢液の場合は、感染性心膜炎（細菌性、ウイルス性）、リウマチ性心膜炎、がん性心膜炎などが疑われる。

→濾出性心嚢液の場合は、低タンパク血症などが原因となる。

（椛島久仁子）

関節穿刺
（関節液検査）

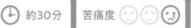

（約30分）　苦痛度 😐 😣 😫　検査着：不要　絶食：不要

かかわる科
整形外科

検査の概要

【目的】

● 急性関節炎など関節液が貯留する疾患の鑑別を行う。

【方法】

① 体位を整える。

　→穿刺する関節によって異なる。

② 局所麻酔を行う。

③ 穿刺し、関節液を採取する。

【禁忌】

● 局所麻酔薬のアレルギーがある場合

穿刺部位のイメージ

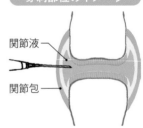

関節液

関節包

対象となる関節によって穿刺
方法が異なる

準備のポイント（膝関節の場合）

【当日】
- 治療のために必要であることを説明する。
- 所要時間・検査方法・合併症の説明を受けたこと、同意書の確認を行う。
- 必要物品を無菌的に準備する。
- 仰臥位にして膝関節を伸展位とする。
- プライバシーを配慮しつつ、穿刺部位を十分に露出する。
- ディスポーザブルシーツでリネンや寝衣の汚染を防止する。

申し送りのポイント

- 常用薬、既往について伝える。

検査中の注意点

- 医師の介助を無菌操作で行う。
- 動かないように声をかけ、体位を保持できるよう介助する。
  - →穿刺時に一瞬強い痛みを伴うが、2〜3秒で治まるので動かないよう声をかける。場合によっては体位保持の介助を行う。
  - →痛みが強かったり、気分が悪くなったりしたら、がまんせずに知らせるよう伝える。
- 止血しにくい疾患の場合は、十分な時間圧迫止血を行う。

実施後のケア

- 穿刺部の止血を確認する。
  - →出血があれば、再度、圧迫止血する。
- 飲食は通常どおりとする。
- 検査当日の入浴や運動は禁止する。

【急変予防に重要な観察項目】
- バイタルサイン
- 穿刺部の出血、皮下出血の有無
- 熱感、発赤、疼痛の有無

「あわせて見たい」関連する検査・指標

- 骨髄穿刺
- 骨髄生検
- X線検査、MRI検査

患者さんによく質問されること

Q 翌日からは、お風呂に入っていいんですか?

A 穿刺部に異常がなければ、かまいません

　処置当日は、穿刺部から感染を起こす可能性があるため、入浴は控える必要がある。

　穿刺部に異常がなければ、翌日の入浴は可能であることを伝える。

異常所見

【正常な関節液】

● 色調：淡黄色、透明

　→透明〜黄色では変形性関節症など、不透明〜半透明では関節リウマチや痛風
　　など、不透明〜黄（緑）色では化膿性関節炎を疑う。

● 性状：強度の粘稠

● 白血球数：$200/\mu L$ 以下

　→ $200 \sim 2{,}000/\mu L$ では変形性関節症や外傷性関節炎など、$2{,}000 \sim 50{,}000/\mu L$
　　では関節リウマチ、痛風など、$50{,}000/\mu L$ 以上では細菌感染性関節炎や結核
　　性関節炎、ウイルス性関節炎などを疑う。

もっと詳しく！　関節液の「分類」

● 関節液は、その性状や細胞数から、非炎症性、炎症性、化膿性の3つに分けられる。

● 非炎症性は、変形性膝関節症、外傷、骨軟骨症などが挙げられる。

● 炎症性は、痛風、偽痛風、関節リウマチ、SLE、リウマチ熱などが挙げられる。

● 化膿性は、細菌性関節炎などが挙げられる。

（石川琴果、後藤寛子）

7

関節穿刺

生検に関する基礎知識

① 生検は「組織」を採取して調べる検査

- 生検は、診断（確定診断）のために、臓器から組織を採取して調べる検査である。生検によって採取した検体は、病理検査に用いられる。
  - →病理検査は、組織を採取し、顕微鏡で調べる方法である。
- 生検は、組織の採取方法によって分類される。
  - ①鉗子生検：鉗子などで組織をつまんで採取する方法である。内視鏡での検体採取も、鉗子生検に含まれる。
    - →子宮・腟、胃・大腸、気管支・肺、膀胱などで行われる。
  - ②針生検：特殊な針で経皮的に臓器を穿刺して組織を採取する方法である。
    - →肝臓、腎臓、前立腺、乳腺、骨髄などで行われる。
  - ③試験掻爬：鋭匙を用いて組織を剥離する方法である。
    - →子宮内膜などで行われる。
  - ④試験切除：メスなどで組織を採取する方法である。
    - →皮膚、リンパ節、乳腺など表在性の病変部で行われる。
  - ⑤手術材料：外科的手術などで摘出された臓器や組織などを用いて検査する方法である。

② 生検は、さまざまな臓器に対して行われる

- →消化器生検は、内視鏡検査と同時に行われることが多い。
- →胸壁に近い部位の肺生検は、CTガイド下生検（CTで病変部を確認しながら生検する方法）が主流である。
- →乳房生検の場合は、ステレオガイド下吸引式針生検（マンモグラフィで病変部を確認しながら生検する方法）や、エコーガイド下吸引式針生検（超音波検査で病変部を確認しながら生検する方法）などが行われている。
- ここでは、日常臨床で行われる肺生検、肝生検、腎生検、前立腺生検についてまとめる。

（本村優枝）

肺生検

かかわる科

呼吸器

検査の概要

【目的】

● 画像検査や気管支内視鏡検査などでは診断のつかない呼吸器疾患の鑑別を目的として行う

　・良性か悪性かの鑑別

　・肺結核、肺炎などの鑑別

● 経気管支肺生検、経皮穿刺吸引肺生検、CT ガイド下肺生検がある。

【方法 (CTガイド下肺生検の場合)】

① CT 画像をもとに、穿刺部を決定する。

② 局所麻酔をする。

③ CT 画像で確認しながら穿刺し、針を進める。

④ 目的の場所に到達したら、生検針を挿入して組織を採取する。

【禁忌】

● 制御困難な不整脈や重症の心不全

● 検査中に酸素濃度が維持できない患者

● 血管系疾患（大動脈瘤など）

● 出血傾向、抗血栓薬を休止できない場合

● 非協力的な患者

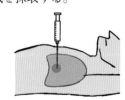

仰臥位もしくは腹臥位の場合が多い。病変部位に応じて体位変換が必要なこともある

準備のポイント

【前日まで】
- X線による被ばくを気にする患者が多い。
  → 被ばく量はごく少量なので、検査後、妊娠が判明した場合でも大きな問題はないことを伝える。

【当日】
- 検査前3時間は飲食を避ける。
  → 検査中の嘔吐を防ぐため
- 静脈ルートを確保する。
  → 出血などにより急変が起こる可能性があるため

申し送りのポイント

- 常用薬、既往、中止薬、アレルギーについて伝える。
  → 抗血栓薬を服用している場合、一時的に中止する必要がある。

検査中の注意点

- 肺に針を刺すので、穿刺部の出血が生じる可能性がある。
  → バイタルサインやショック症状に注意して観察を行う。
- 気胸が生じる可能性がある。
  → 呼吸状態を十分に観察する。
- 不安の強い患者に対しては、何かあれば、看護師やスタッフがすぐに対応できる状態であることを伝える。

実施後のケア

- バイタルサインのチェックを適宜行う。
  - →ショック症状や気胸を示唆する症状を見逃さない。
- 疼痛の有無、穿刺部からの出血の有無を確認する。
- 心身の安静が保てるよう環境を整える。

【急変予防に重要な観察項目】
- バイタルサイン
- 呼吸器症状

「あわせて見たい」関連する検査・指標

- 気管支鏡検査

異常所見

■正常

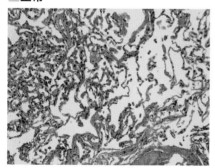

画像提供：廣瀬茂道

■異常（肺腺がんの例）

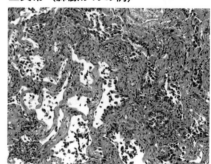

クロマチン増量を示す異型核が偏在する腺がん細胞の増殖を認める

（本村優枝）

肝生検

| ⏰ 10〜15分 準備込で約1時間 | 苦痛度 😐 😟 😣 | 検査着：必要 | 絶食：必要 |

かかわる科
消化器

検査の概要

【目的】

● 肝臓の病理学的検査を目的として行われる。

・肝疾患の診断

・確定された疾患の重症度や活動性の程度の把握、治療効果の判定

・画像診断では診断が困難ながんの確定診断

【方法（エコー下の場合）】

①仰臥位で右手を上げた姿勢となる。

②エコーを用いて穿刺部を確認する。

　→右胸下部肋間を穿刺する。

③穿刺部の消毒、局所麻酔をする。

④メスで小切開した後、穿刺する。

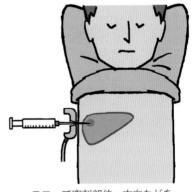

エコーで穿刺部位・方向などを
確認する

【禁忌】

- 出血傾向や抗血栓薬を休止できない患者
- 腹水貯留
- 治療を要する虚血性疾患や不整脈
- 酸素投与を必要とする呼吸器疾患
- 意思疎通が十分はかれず、安静保持が困難

準備のポイント

【前日】

- 同意書の確認、既往歴の確認を行う。
  - →前立腺肥大・心疾患・緑内障はアトロピンを使用できないため
- 検査前の内服薬、インスリンについて、中止が必要かを医師に確認する。
  - →特に抗凝固薬や抗血小板薬については注意が必要
- オリエンテーションを実施する。
- 必要時、右胸腹部の剃毛を行う。
- 午前に検査を行う場合は、検査前日午後9時以降禁食となる。
  - →午後に検査を行う場合は、検査当日も朝食以降禁飲食となる。

【検査当日】

- 排泄を済ませ、義歯や装飾品を外し、検査着に着替える。
- 医師の指示により、静脈ルートを確保する。
  - →右側腹部から穿刺するため、左手にルート確保するのが望ましい。
- 必要時、前投薬（アトロピン、ペンタゾシン）を行う。
- 必要物品をもれなく準備する。

申し送りのポイント

- 既往歴、アレルギーの有無
- 患者の、検査や疾患に対する認識や不安に関する情報

検査中の注意点

- 仰臥位で、右肋間壁を広げる姿勢（右手を頭の上にあげた姿勢）を保つ。
- 穿刺位置の確認時は、エコー画像が見やすいよう照明を暗くする。
- 呼吸をすると肝臓が動くため、穿刺時は医師の合図で呼吸を止めること、穿刺時に「バチン」と音がすることを事前に患者に伝える。
- 心拍数の増減や血圧・SpO_2の低下に注意する。
  - →血管迷走神経反射や出血に伴って生じる。
- 穿刺後は、医師が穿刺部を滅菌ガーゼで5〜10分圧迫する。
  - →止血確認後、滅菌ガーゼと伸縮性のあるテープで圧迫固定する。

実施後のケア

- バイタルサインの測定、観察を実施する。
- 安静時間、飲食再開時期を確認し、患者に伝える。
- ベッド上安静の間は、床上排泄を介助する。

【急変予防に重要な観察項目】

- 腹腔内出血（肝臓は血管に富み、圧迫止血ができないため、肝生検は出血リスクがある）
  - →血圧低下、脈拍数の上昇、穿刺部位の出血、腹痛、腹部 の緊満感を観察する。
- 感染（皮膚からの感染、胆道穿刺に伴う胆汁漏、胆管炎）
  - →発熱、腹痛、採血結果を観察する。
- 気胸（胸腔への誤穿刺）
  - →胸痛、呼吸困難感、咳嗽の有無を観察する。

「あわせて見たい」関連する検査・指標

● 血液検査：肝機能検査、ウイルスマーカー検査、腫瘍マーカー検査
● 画像検査：超音波検査、CT、MRI、血管造影検査
  → 上記の検査結果もふまえ、肝生検で、肝疾患のほとんどは確定診断がつく。

異常所見

■正常

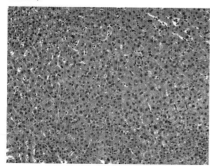

画像提供：廣瀬茂道

■異常（肝細胞がんの例）

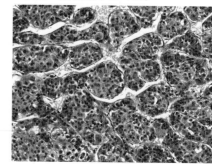

10～数十個のがん細胞が内皮細胞に被われた島状構造を形成している

7

肝生検

患者さんによく質問されること

Q 結果は、いつごろわかりますか？

A 1～2週間後にわかります

　病理検査の結果は、約1～2週間かかる。肝生検目的での入院の場合、結果説明は外来通院時になることが多い。

（友寄真央）

腎生検

⏱ 約45分 ｜ 苦痛度 😐 😟 😣 ｜ 検査着：必要 ｜ 絶食：必要

かかわる科
腎泌尿器

検査の概要

【目的】

● 疾患の確定診断や治療効果の判定を目的として行う。
  ・血尿が持続し、糸球体腎炎が疑われた場合
  ・1日尿タンパク量が 0.3 〜 0.5g/日以上の場合
  ・ネフローゼ症候群、急性腎不全、半月体形成性糸球体腎炎、急性尿細管壊死
   が疑われる場合など
  ・原因不明の腎機能低下で腎臓の形態が正常な場合

【方法（エコー下の場合）】

①腹臥位をとる。
②エコーを用いて医師が穿刺部位を決定する。
③穿刺部の消毒・局所麻酔を行う。
④生検針を穿刺し、組織を採取する。

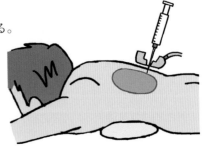

腹臥位をとり、腹部に枕などを当てる

【禁忌】

- 重篤な出血傾向や全身状態が不良な場合、重症感染症
- 腎の数、形態の異常
- 嚢胞腎、水腎症
- 安静指示を守れない場合

準備のポイント

【前日】

- 検査は腹臥位で行うこと、検査翌日のエコー確認まではベッド上臥床になり、排泄も床上になることを患者へ説明しておく。

【当日】

- 必要に応じて膀胱留置カテーテルを挿入する。
- 深部静脈血栓症を予防するために弾性ストッキングを着用する。
- 心電図モニターとSpO_2モニター、自動血圧計の準備をする。

申し送りのポイント

- 常用薬、既往、アレルギーの有無について伝える。
- 検査前の禁食が守れているかを確認する。
- 前投薬（抗菌薬、鎮痛薬、止血薬）の確認をする。

検査中の注意点

- 検査は腹臥位で行うことを説明し、安全のために検査中は体を動かさないように説明する。
- 不安の強い患者に対しては、何かあれば、看護師やスタッフがすぐに駆けつけられる状態であることを伝える。
- 局所麻酔によるアナフィラキシー症状や、穿刺時の迷走神経反射の有無に留意して観察する。

実施後のケア

- 十分な止血操作が重要である。
  - →腹臥位のまま、穿刺部を用手的に圧迫止血（10分程度）した後、砂嚢を用いた圧迫止血を行う（数時間程度）。
- 疼痛が強い場合は必要に応じて鎮痛薬を投与する。
- 安静指示を守れるように援助する（食事や排泄の介助）。
- クッションを使用し安楽な体位が取れるように援助する。

【急変予防に重要な観察項目】
- バイタルサイン
- 血尿の有無
- 腹痛や気分不快の有無
- 穿刺部からの出血・血腫の有無

「あわせて見たい」関連する検査・指標

- 画像検査
- 尿検査　など

患者さんによく質問されること

Q いつまで安静臥床しなければいけないのですか？

A 検査後12〜24時間が基本です

医師によるエコー検査で生検部位に血腫がないことを確認してから、看護師が付き添いのもと初回歩行開始する。

異常所見

■正常

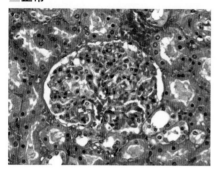

画像提供：廣瀬茂道

■異常（IgA 腎症の例）

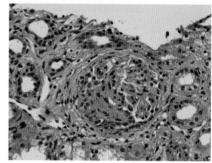

糸球体に、細胞性半月体の形成がみられる

（林　千尋）

前立腺生検

約30分　｜　苦痛度 😐 😟 😣　｜　検査着：必要　｜　絶食：必要（当日）

かかわる科
腎泌尿器

検査の概要

【目的】

- 血液検査でPSA（前立腺特異抗原）が高値の場合
  - ・前立腺がん　　・前立腺肥大症　　・前立腺の炎症
- 肛門からのアプローチと会陰部からのアプローチがある。
  - →通常、経肛門的に行われるが、肛門疾患や術後、疼痛や不安が強い場合など、経会陰部アプローチが選択されることもある。

【方法】

①載石位をとり、消毒する。
②エコーを用いて観察する。
③エコー下で穿刺し、組織を採取する。

【禁忌】

- 精巣腫瘍が疑われる場合

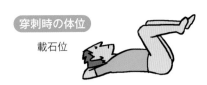

穿刺時の体位

載石位

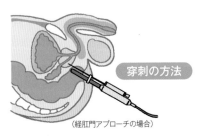

穿刺の方法

（経肛門アプローチの場合）

準備のポイント（経肛門アプローチの場合）

【前日】

- 当日は絶飲食となる。
- 常用薬については医師に確認する。
  - →抗血栓薬の中止の有無の確認を行う。
- 経肛門的な検査なので、前日に入浴などをすませ、術部の清潔を保つ。

【当日】

- 手術室への移動が必要となる。
- 検査着への着替えが必要である。
- 移動直前に排尿を済ませる。
  - →当日の朝、便処置のため座薬を使用することがある。
- 同意書の確認を行う。

申し送りのポイント

- 常用薬、中止薬、既往について伝える。

検査中の注意点

- 不安の強い患者に対しては、何かあれば、看護師やスタッフがすぐに対応できる状態であることを伝える。
- 載石位で行うので、体位が保てるか注意する。

実施後のケア

- 術後数時間は安静を保つ。
- バイタルサインを測定し、医師の指示に基づき酸素・点滴投与を行う。
- 疼痛の有無を確認し、必要時は支持薬を投与する。
- 血尿の有無と性状、肛門出血の有無と出血量の観察を行う。
- 飲水許可が出たら1〜1.5L/日の水分を摂取するように指導する。
- 帰宅後の指導を行う。
  - →発熱・血尿・出血・安静度・尿閉について伝える。

「あわせて見たい」関連する検査・指標

- 前立腺の触診
- 前立腺超音波検査、MRI

異常所見

- 病理結果により手術が考慮される。

■正常

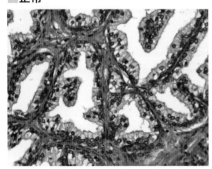

画像提供：廣瀬茂道

■異常（前立腺がん）

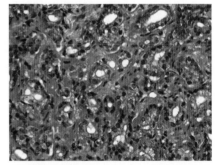

がん細胞が形成する腺管には、基底細胞との二層性がみられない

患者さんによく質問されること

Q どの程度の血尿や出血だと危険なのですか?

A ケチャップ様の血尿、肛門から垂れるほどの出血は危険です

　検査後、薄い血尿（オレンジ色）となることがあるが2〜3日で消失する。濃い血尿（ケチャップ様）がみられる際には報告してもらう。

　前立腺肥大のある方は、数日間、排尿障害を起こす場合がある。尿が出ない場合、一時的にカテーテルを留置することがある。

　なお、精液への血液混入（赤〜茶褐色）が約1か月続くことがあるが、健康への影響はない。

　肛門からの出血は「付着程度」である。多量の出血がみられる場合は報告するように伝える。

Q 検査後、どんなことに注意して生活したらいいですか?

A 抗菌薬を服用し、長時間の運転は控えてください

　長時間の運転（特に自転車やバイク）や座位は、1週間程度控える必要がある。

　肛門からの生検なので、感染による前立腺炎を起こす危険性がある。感染予防のために、抗菌薬を数日間投与する。

（友寄真央）

7

前立腺生検

索引

アセスメント・ケアにつながる

検査ポイントブック

2021年2月3日　第1版第1刷発行	監　修　窓岩　清治 執　筆　東京都済生会中央病院看護部副主任会 発行者　有賀　洋文 発行所　株式会社 照林社 〒112-0002 東京都文京区小石川2丁目3-23 電　話　03-3815-4921（編集） 　　　　03-5689-7377（営業） http://www.shorinsha.co.jp/ 印刷所　共同印刷株式会社